尘肺病患者自我管理测评及干预需求评价研究

张乐　高军　孙晓牧　著

山东大学出版社

图书在版编目(CIP)数据

尘肺病患者自我管理测评及干预需求评价研究/张乐,高军,孙晓牧著.—济南:山东大学出版社,2016.10

ISBN 978-7-5607-5660-8

Ⅰ.①尘… Ⅱ.①张…②高…③孙… Ⅲ.①尘肺—治疗—研究 Ⅳ.①R598.205

中国版本图书馆 CIP 数据核字(2016)第 272770 号

责任编辑:陈佳意
封面设计:张　荔

出版发行:山东大学出版社
　　社　址　山东省济南市山大南路 20 号
　　邮　编　250100
　　电　话　市场部(0531)88364466
经　　销:山东省新华书店
印　　刷:山东省英华印刷厂
规　　格:720 毫米×1000 毫米　1/16
　　　　16 印张　365 千字
版　　次:2016 年 10 月第 1 版
印　　次:2016 年 10 月第 1 次印刷
定　　价:35.00 元

前　言

慢性疾病是一种长期性的、渐进的、进行性的生理功能降低，它不仅给患者带来身体上的伤害，也带来心理上的冲击，需对患者进行干预，进行合适的理论指导。有效的自我管理，不仅可以帮助患者监测自己的病情，提高生活质量的满意度，还可以对其行为和情绪进行调节。

尘肺病是由于劳动者在职业活动中长期吸入生产性粉尘并在肺内潴留而引起的以肺组织弥漫性纤维化为主的全身性疾病。新中国成立以来，尘肺病已成为危害我国劳动者健康的肺病中最严重的一种。卫生部公布的数据显示，仅2015年一年，我国新发职业病患者人数就将近三万人，其中接近90%的患者是尘肺病患者。而且，尘肺病一旦发生，呈进行性发展，不仅危害患者的健康，降低其劳动能力和生活质量，而且给国家造成巨大的经济损失。

尘肺病作为典型的慢性非传染性疾病，也需要有效的自我管理措施，而且尘肺病又具备了一些内在的特点。尘肺病可以预防，但尚无有效的根治手段。到目前为止，尘肺病仍然缺乏特别有效的治疗手段，现有的治疗手段仅能在一定程度上延缓其发展。有学者认为，自我管理教育可改善煤工尘肺病人的自我管理能力，促进病人康复。尘肺的治疗中必须重视患者长期的自我管理、预防和控制其他并发症。

目前，自我管理在我国卫生领域已得到一定程度的应用，但多集中在高血压、糖尿病等常见的慢性病，关于尘肺病患者自我管理的研究尚未见诸报道。因此，有必要了解尘肺病患者自我管理的现状，确定需要干预的重点人群，从而为针对性干预措施的采取提供实证依据。

本书在前期已经编制尘肺病患者自我管理测评量表的基础上，尝试将其应用于实践，对尘肺病患者自我管理水平进行测评，并评价其对自我管理干预的需求。全书内容分为上、下两篇，其中上篇为尘肺病患者自我管理测评及影响因素分析，下篇为尘肺病患者对自我管理干预的需求分析。其中，泰安市疾病预防控制中心的高军先生负责了本书的后半部分写作，累计字数达16万，特在此进行说明。

本书的所有的数据资料均来源于泰山医学院横向课题“政府干预与自我管理的耦合研究”，本书亦是该课题的重要成果之一。本书的完成受到我的妻子曹爽女士及儿子张珈宁的大力支持，在此表示感谢。

由于作者能力有限，本书中错漏讹误之处在所难免，还望诸位读者多多批评指正。

张　乐

2016年9月18日

目　录

上　篇　尘肺病患者自我管理测评及影响因素分析

下　篇　尘肺病患者对自我管理干预的需求分析

附　录

上篇

尘肺病患者自我管理测评及影响因素分析

第一章　自我管理测评及影响因素研究概述

第一节　研究背景

一、职业病危害已成为重大的公共卫生及社会问题

职业人群作为社会群体的一员，面临与一般人群相同的公共卫生问题的挑战，而作为某一特定职业的群体，又面临诸多职业相关因素的威胁，故职业人群面临双重的健康问题，其中职业病的发生就是其中较为严重的问题之一。职业病防治工作事关亿万劳动者的健康，关系到经济的可持续发展和社会的和谐稳定。党和政府高度重视职业病防治工作，政策法规体系逐步完善，职业病防治体系逐步完善，但是粗放型的经济增长模式以及我国职业病防治工作的积弱，使得职业病不断蔓延，职业病防治形势日益严峻，突出表现在以下几点：

(1)职业病危害接触人数、职业病发病人数、职业病患者死亡人数，均位居世界第一位。据不完全统计，我国涉及有毒有害作业的企业超过1600万家，接触职业病危害因素的人数超过2亿，2015年我国新发职业病患者人数达3万人，截至2015年，我国累计报告职业病已超过90万例，死亡15万例有余。同时，由于我国职业健康监护的覆盖率仅为10%，现有的职业病例报告数字显然并不能反映实际情况，仅仅是“冰山一角”。

(2)职业病危害分布行业广，涉及煤炭、冶金、有色金属等30多个行业，尤其是在一些中小企业，劳动保护条件差，职业病危害尤为严重。而在我国，中小企业占企业总数的90%以上，据统计，2015年50%的尘肺患者与66.74%的急性职业中毒事件发生在中小企业。

(3)严重的职业病没有得到有效控制，尘肺病依然是最严重的职业病。据统计，2015年，报告尘肺病例数占职业病报告总例数的比例将近90%，急性职业中毒的病例数仍居高不下。

(4)劳动者流动性强,给我国职业病防治工作增添更大的难度。我国流动人口众多,约有2.5亿农村外出务工人员,其中约60%就业于职业健康风险高的行业。近年来,农民工职业病发病人数占总发病人数的80%以上,已成为职业病的高发群体。

(5)职业病危害造成的经济损失和社会影响非常严重。据世界卫生组织专家估计,职业病危害所造成的经济损失相当于全球GDP的4%,我国每年因职业病危害产生的直接经济损失达1000亿元,间接经济损失2000亿元。

因此,职业病危害已成为严重的公共卫生问题及社会问题。

二、尘肺病是最严重的一种职业病

尘肺病是由于劳动者在职业活动中长期吸入生产性粉尘并在肺内潴留而引起的以肺组织弥漫性纤维化为主的全身性疾病。新中国成立以来,尘肺病已成为危害我国劳动者健康的肺病中最严重的一种。卫生部公布的数据显示,仅2015年一年我国新发职业病患者人数就将近3万人,其中接近90%的患者是尘肺病患者。而且,尘肺病一旦发生,呈进行性发展,不仅危害患者的健康,降低其劳动能力和生活质量,而且给国家造成巨大的经济损失。

三、尘肺病的治疗急需自我管理措施

慢性疾病是一种长期性的、渐进的、进行性的生理功能降低,它不仅给患者带来身体上的伤害,也带来心理上的冲击,需对患者进行干预,进行合适的理论指导。有效的自我管理,不仅可以帮助患者监测自己的病情,提高生活质量的满意度,还可以对其行为和情绪进行调节。

尘肺病作为典型的慢性非传染性疾病,也需要有效的自我管理措施。而且,尘肺病又具备了一些内在的特点,尘肺病可以预防,但尚无有效的根治手段。到目前为止,尘肺病仍然缺乏特别有效的治疗手段,现有的治疗手段仅能在一定程度上延缓其发展。有学者认为自我管理教育可改善煤工尘肺病人的自我管理能力,促进病人康复。尘肺的治疗中必须重视患者长期的自我管理、预防和控制其他并发症。

四、尘肺病患者自我管理水平的测评亟待解决

对尘肺病患者自我管理水平进行确定,有利于明确薄弱环节;而对自我管理影响因素的分析,则有利于确定需要干预的重点人群。任何政策或干预项目的实施,都必须首先确定需要干预的重点人群,从而做到有的放矢。基于此,本研究在确定了尘肺病患者自我管理水平的基础上,探索对其产生影响的关键因素,从而确定需要干预的重点人群,为进一步采取针对性的干预措施提供依据。

第二节　国内外相关研究进展

所谓自我管理，是指个体主动应用认知及行为策略对自身的思想、情绪、行为以及所处环境等进行目标管理的过程，对自我管理的研究自 20 世纪 60 年代已开始。自我管理与人们的日常生活密切相关，是个体健康生活的重要组成部分。相关研究显示，提高患者的自我管理能力可以有效改善慢性、心因性、行为性疾病的治疗效果，改善学习者的学习效果，提高管理人员及员工的工作绩效。随着人们对自我管理的认识，尤其是对自我管理与人们的学习、工作、健康关系认识的深入，对自我管理进行科学的评价及干预已愈显迫切和重要。

自我管理与自我效能、自我控制、自我概念、自我表现、自我理解、自我同一性、自我调节等的研究及其内涵有着不同程度的联系，其中自我调节方面的研究与自我管理的关系最为密切，甚至 Baumeiste 等人认为自我管理是自我调节更为高级的形式。当然，自我管理比自我调节有更丰富的内涵和建设性意义。直到 20 世纪 80 年代后期，对自我管理的直接研究才逐渐发展起来。1985 年，Wagner 和 Sternberg 的研究表明了有效的自我管理的重要性。研究显示，自我管理有赖于有效的自我知识加上对自我知识的恰当运用，并且这种技能有助于在生活的各个方面获得成功。

自我管理的研究目前主要集中在医学、教育以及工业领域中。在医学领域，对个体自我管理的研究主要集中在对慢性病患者通过自我管理健康教育进行行为干预以及个体自我管理与健康结局及相关变量之间关系的研究上。研究者们认为，对于一些特殊个体而言，自我管理是比用药更经济、有效的治疗手段。有学者认为，是否能够在某些方面进行良好的自我管理甚至关系到他们能否正常生活，例如肥胖症者、酗酒者、哮喘病、关节炎、抑郁症、糖尿病以及其他慢性病患者等。在教育领域，对个体自我管理的研究主要集中在对学习过程、学习策略以及个体自我管理与学业成就及相关变量之间关系的研究上。研究表明，自我管理具有控制低年龄儿童不良课堂行为、提高存在情绪和行为障碍学生的学业成绩的作用，在解决注意力障碍、孤独症的行为方面也有一定的效果。也有研究表明，自我管理具有提高普通正常儿童的阅读和写作成绩、学业成绩、社会交往技能的作用。在工业领域，对个体自我管理的研究主要表现在对管理者和员工自我管理能力的培训及其与相关组织行为学变量关系的探究上。自我管理有助于提高员工动机和生产力的管理策略，可以取代外部制约机制，减少管理成本，降低员工缺勤率，提高工作绩效，尤其是提高低水平自我效能感个体的工作绩效。自我管理还可以有效预测组织公民行为、组织承诺等变量。职业生涯自我管理可以提高员工对自己职业发展的控制感，引起职业满足感。

一、关于自我管理定义的阐释

基于行为科学或管理科学研究的角度不同,对自我管理目前尚无比较一致的定义。不同学者根据各自的研究取向,对自我管理的定义和内涵有不同的阐释。从教育学的角度,Zimmerman 等人将自我管理定义为通过个体主动对自身状况、学习行为和环境的调节以实现学习目标的过程。该定义强调发挥学习者的主体性,改善学习效果。从企业管理角度,Manz 等人认为自我管理是指一整套认知和行为的策略,这套策略的作用在于帮助个体改变工作和生活环境,建立自我激励机制以及推动个体不断朝着理想绩效水平发展。该定义指出,自我管理的目的就是取得理想绩效。从医学角度探讨,Kenneth 等人将自我管理释义为在卫生保健专业人员的协助下,个人承担一些预防性或治疗性的卫生保健活动。该定义反映出患者将由卫生保健服务的消费者变成提供者。国内学者王益明、金瑜将自我管理定义为个体主动调整自己的心理活动和行为、控制不当冲动,克服不利情景,积极寻求发展,取得良好适应的心理品质。该定义指出自我管理是一种心理品质,强调其效果就是取得良好的适应。目前,在已有的定义中,Bandura 在社会认知心理学中对自我管理的定义最受学者们的关注。Bandura 认为人类是一种主动积极的生物,并不完全机械地应对外界环境刺激。个体通过对自身行为的观察、评估、强化和惩罚以实现某种目标,并在此过程中形成一定的自我效能感。

二、自我管理的理论基础

自我管理是基于对人类行为及其控制和改变的研究,有关人类行为的研究经历了从 Freud 的精神分析理论到 Skinner 的行为主义、从 Rogers 等人的人本主义到 Bandura 的社会认知理论的理论变迁。由于社会认知理论解决了个体行为在环境中如何发生变化及其有关概念的丰富性和理论探讨的深入性等优点,使得社会认知理论成为自我管理的主流理论。由于人们过分强调社会认知理论中“自我效能”这一个体认知性因素在改变人类行为和健康状况中的作用,从而将其从社会认知理论中独立出来。另外,自我决定理论也试图从不同的视角解释个体自我管理的形成过程。以下分别对这三种理论进行介绍:

(1)社会认知理论(Social-Cognitive Theory, SCT):其是自我管理研究的依据。其理论的主要观点是:强调多数人的学习都发生在社会环境中,通过对他人的观察,人们获得知识、技能、策略、信念和态度;强调个体、行为和环境之间的相互作用。

(2)自我效能理论(Self-Efficacy Theory, SET):自我效能主要是调节和控制行为，并通过行为调控对个体的健康结果产生影响。慢性病自我管理项目就是以此理论为基础而进行设计的。

(3)自我决定理论(Self-Determination Theory，SDT)：认为个人不同的心理需要产生不同的目标或动机，根据心理需要，个体努力促进本人潜能的发展和实现；自我决定就是在充分认识个人需要和环境信息的基础上，个体对行动所作出自由的选择。

三、自我管理测评工具及其在医学领域的应用

随着自我管理的研究越来越深入，对自我管理进行评估的工具及方法的研制也在快速发展，已涉及学习成绩、工作绩效、与特殊疾病相关的生化指标测定等各个方面，但自我管理的测定主要是通过问卷或量表来进行。

(一)国外常用的自我管理量表或问卷

(1)自我控制量表(Self-Control Scale，SCS)：SCS 由 Rosenbaum 教授于 1980 年编制，主要用测量特殊个体采用自我管理方式解决行为问题的倾向性来反映个体的自我管理水平，侧重对个体自我管理认知层面的测评。该量表由 4 个维度 36 个条目组成，4 个维度包括：调节情绪和生理反应的技巧、问题解决策略(包括问题界定、方法选择、计划制订、有效性评估、结果预测等技巧)、延迟满足的能力、自我管理心理和行为反应的信心。采用 Likert 六点尺度作答，间隔4 周的重测信度为 0.86。Rude 等人为考察个体在接触新任务和新环境时的自我效能感以及自我对话的风格，于 1986 年编制了认知自我管理量表(Cognitive Self-Management Scale，CSMS)，并结合 SCS 测量个体的自我管理水平。Tangney 等人于 2004 年编制了一个主要用于测量个体克服或者改变自己的内在反应、阻止不良行为倾向能力的自我控制量表。

(2)自我控制问卷(Self-Control Questionnaire，SCQ)：SCQ 由美国心理学家 Brandon 等人编制，主要用于健康方面自控行为的测量。SCQ 测量了个体自我管理的六个方面，包括饮食行为、锻炼行为、时间管理、情绪控制、社会行为和财政计划。由于该量表只涉及了健康方面的自控行为，没有涉及个体整体水平的自控行为以及自我管理的认知层，在实用方面存在一定的局限性。

(3)生活方式量表(Lifestyle Approaches，LSA)：LSA 由 Williams 等人根据认知行为疗法所提供的自我管理策略(包括目标设定以及如何系统地应用认知和行为策略以达到目标)编制而成，由 4 个维度 16 个条目组成。该量表均衡考虑了个体自我管理的认知和行为两个方面，具有较好的信度、效度。

(4)自我管理感知和实践量表(SMPP)：SMPP 由 Castaneda 等人以 Brief 和 Aldag 的个体自我模型为基础进行编制，主要用于面向工业组织情境中的自我管理感知和自我管理实践的测量。SMPP 由自我强化量表(Self-Reinforcement Index，SRI）和自我管理实践量表（Self-Management Practices Scale，SMPS)组成。其中，SRI 由个体自我感知的绩效水平、自我效能感、对工作绩效的自我认识以及上级对工作绩效的反馈 4 个维度 21 个条目组成。以 Likert 五点尺度作答，四个分量表的克朗巴赫 α 系数在 0.70～0.87 之间。SMPS 由计划和目标设定、通径管理、补偿行为和情绪管理 4 个维度 27 个条目组成。以 Likert 六点尺度作答，四个分量表的内部一致性克朗巴赫 α 系数在 0.57～0.81 之间。

（5）自我管理能力量表（Self-Management Ability Scale-30，SMAS-30)：SMAS-30 由 Schuurmans 等人编制，主要用于测量老年人的自我管理能力，具有较高的信度和效度。该量表主要关注对资源的态度和方法以及策略，而不是对具体行为的控制。另外，Febbraro 等人于 1998 年编制了自我控制与自我管理技能量表（Self-Control-Management and Self-skill，SCMSK)、Mezo 等人于 2004 年编制了自我控制与自我管理量表（Self-Control and Self-Management Scale，SCMCS)等。

（6）慢性病自我管理研究测量表（CDSSM)：CDSSM 由美国斯坦福大学患者教育研究中心 Lorig 等人于 20 世纪 80 年代创建，主要用于测评实施慢性病自我管理项目的效果。该量表主要包括自我管理行为、自我效能两个分量表，共 21 个条目。其中，自我管理行为量表包括运动锻炼、认知性症状管理实践、与医生的沟通 3 个维度。该量表的克朗巴赫 α 系数在 0.72～0.75之间，重测相关系数在 0.56～0.89 之间，采用等距评分法，分数越高表示自我管理行为越好。自我效能测量表包括症状管理自我效能和疾病共性管理自我效能两部分，共 6 个条目，采用视图模拟法，分数越高表示自我效能越强。Swerissen 等人应用此量表对希腊、意大利、华人等慢性病患者进行研究，显示该量表有较好的信度和效度。Siu、Chan 等人将此量表中文版应用于华人慢性病患者，也显示了较好的信度和效度。傅东波等人以及朱建林分别应用此量表对上海的慢性病患者进行了自我管理项目的评价，均取得了很好的效果，该量表现已被广泛应用。

（7）糖尿病保健评定量表（Diabetes Care Profile，DCP)：由美国密西根糖尿病研究和培训中心于 20 世纪 90 年代研制而成，共 16 个分量表，234 个条目，主要用于评估与糖尿病及其治疗相关的社会和心理因素，具有较好的信度和效度。

（二）国内常用的自我管理量表或问卷

我国对自我管理的研究起步较晚，但发展却较快。近年来，我国学者通过引进国外量表、问卷以及自编问卷，对医学、教育以及工业领域的自我管理进行了测评，但主要集中在教育及医学领域。在引进国外量表方面，我国学者引进慢性病自我管理研究测量表和糖尿病保健评定量表，建立了这两个量表的中文版本，并对其信、效度进行了检验，应用修订后的量表对哮喘、关节炎、糖尿病等慢性病进行了测评研究。

1. 国内教育领域自我管理测评

(1) 大学生自我管理量表（College Students Self-management Scale，CSSS）：贺小格运用文献法、反思方法、头脑风暴法、访谈法，形成了包含 60 个条目涉及大学生日常生活各个方面的初始问卷。对 397 名文、理科大学生进行测试，初步构建了包含知识学习、计划组织实施、研究思考、思想交流、资源机会利用、自我控制、观念意识、人品形象、人际公关、趋势需要、自我效能、自我表现和身心健康等 13 个方面的自我管理目标要素模型。在此模型基础上，采用项目分析、探索性因子分析进行条目筛选，编制了包含 13 个因子的大学生自我管理量表，并对该量表进行了信度和效度检验，结果表明该量表具有较好的信、效度，能反映大学生的自我管理水平。

(2) 青少年自我管理问卷：陈永进等经过文献研究、分析，在对 120 名大学生进行开放式问卷调查的基础上，结合理论构想，并借鉴已有成果，筛选出 52 个条目作为初测问卷，对 491 份有效问卷采用项目分析、探索性因子分析遴选条目。确定青少年自我管理问卷由自我管理认知、自我效能、情绪控制、自我和谐性、计划性、表现性、行为控制 7 个因子 37 个条目组成。该问卷各因子的内部一致性信度克朗巴赫 α 系数大于 0.6，所有条目与所属因子的相关系数均在 0.60～0.90 之间，所有项目与总分的相关系数在 0.32～0.52 之间，表明问卷信度、效度达到心理测量学指标要求，是较为适宜的青少年自我管理的测量工具。

(3) 自我管理心理品质问卷（SEMPQ）：王益明采用逻辑法和经验法相结合的综合方法，编制了自我管理心理品质问卷。该问卷包括内在自我管理心理品质问卷（保健性自我管理心理品质和发展性自我管理心理品质）和外在自我管理心理品质问卷（时间管理、承诺道德和驱力强度）两大部分，共 47 个条目，采用 Likert 四点尺度作答，其信、效度均符合心理测量学的要求，可用于个体自我管理心理品质的测量。

2. 医学领域自我管理测评

(1) 肾移植受者自我管理量表（Renal Transplant Recipients Self-management Scale）：为评估肾移植受者的自我管理水平，庄桂敏采用访谈法和查阅相关文献，初步拟定了 46 个条目的肾移植受者自我管理量表，通过对 30 名肾移植出院受者进行预试结果分析以及专家审阅，确定肾移植受者自我管理量表由饮食管理、治疗管理、躯体活动管理和社会心理管理 4 个公因子 28 个条目组成。然后，利用 280 份有效问卷对该量表进行信、效度检测，结果显示总量表的克朗巴赫 α 系数为 0.89，各分量表的克朗巴赫 α 系数在 0.73～0.78 之间，各条目与所属维度以及各维度与总体自我管理的相关系数在0.45～0.81之间，说明该量表具有较好的信、效度，能反映肾移植受者的自我管理水平。

(2)血液透析患者自我管理行为评定量表：佘燕朝根据自我管理行为概念及血液透析患者的特点，查阅相关文献设计了由饮食自我管理行为、保持日常角色与功能及自我护理活动3个方面65个条目组成的初始问卷。采用探索性因子分析抽取10个公因子，这10个公因子的累积方差贡献率为69.78%，包括：钠与蛋白摄入依从行为、液体摄入依从行为、离子摄入依从行为、自我病情监测、形成良好的生活方式、内瘘保护行为、维持自身健康、知识寻求行为、培养兴趣爱好、服药依从行为。然后通过信、效度检验，形成由3个维度25个条目组成的正式量表，3个维度分别为饮食依从行为、自我护理、维持身心健康。该量表的克朗巴赫α系数为0.80，重测信度为0.93，采用Likert四点尺度作答，总分范围为25～100分，分数越高，提示患者的自我管理行为越好。

(3)血液透析患者的自我管理行为问卷：罗世香通过文献回顾并结合有关专家的意见，初步编制了血液透析患者的自我管理行为初始问卷。通过对118份有效问卷进行因子分析，提取特征值大于1的4个公因子，保留27个条目。4公因子分别为：饮食及液体摄入行为、身体活动、心理社会行为及治疗行为。该问卷的重测相关系数为0.81，克朗巴赫α系数为0.91，内容效度指数为0.92，4个因子能解释总方差的44.41%。说明该问卷具有较好的信度和效度，对于测定血液透析患者的自我管理行为、发现血液透析患者自我管理行为方面的薄弱环节、评价健康教育效果均具有一定的应用价值。王爱平等通过对血液透析患者自我管理行为概念进行界定，请5名血液透析的专科护士和10名血液透析患者分别对问卷的内容进行评价，对107份有效问卷进行主成分分析提取4个公因子(液体和离子的限制行为、饮食量的管理行为、躯体及社会心理活动、一般状态的管理和社会心理行为)，共25个条目。该问卷的内部一致性信度克朗巴赫α系数为0.81，效标关联效度结果显示，自我管理行为与每日体重增加值、液体、离子的限制行为呈负相关，说明该问卷具有较好的信、效度。

(4)癫痫患者自我管理行为问卷：张晓艳等自行设计的癫痫患者自我管理行为问卷，由6个因子(保持良好生活习惯、自我处置药物行为、自我监控症状行为、心理自我调整行为、出现新问题及时处理、定期复诊)30个条目组成。该问卷的克朗巴赫α系数为0.86，效度分析Kappa值为0.89，主要用于癫痫患者自我管理行为的评估。

(5)腹膜透析患者自我管理行为问卷：刘鹏飞等设计的腹膜透析患者自我管理行为问卷，内容涉及腹膜透析管理的5个方面，包括透析操作(包括换液、出口和导管护理)、服药(遵医嘱服降压药、降磷药)、营养摄入(蛋白质摄入及饮食记录)、控制水盐及病情监测(血压、体重、尿量、超滤量和并发症)，共13个条目，主要用于评估腹膜透析患者的自我管理行为。

(6)糖尿病患者自我管理能力调查表：梁玉民设计的糖尿病患者自我管理能力调查表，由生活资料、诊疗资料、心理因素及对疾病的态度、接受健康教育与否及自我监测能力4个方面20个条目组成，主要用于了解糖尿病患者自我管理能力对疾病的影响。

(7)高血压自我管理量表：刘萍等设计的高血压自我管理量表由高血压医疗行为的管理、高血压患者角色管理、高血压患者情绪管理3个方面42个条目组成，主要用于了解高血压患者的自我管理状况。

四、尘肺的治疗、康复护理及自我管理研究现状

尘肺是因在职业活动中长期吸入生产性粉尘，导致以肺组织弥漫性纤维化为主的全身性疾病，在我国是发病率最高的职业病，已成为我国一个重大的公共卫生和社会问题。2010年以来，我国每年新发尘肺病患者5.7万人以上，占职业病人数的79.96%，因尘肺病死亡的则有6000余人。临床表现：尘肺患者主要有胸闷、心悸、咳嗽、咯痰四大症状。尘肺病作为一种没有医疗终结的职业病，国内外尚缺乏可靠的治疗方法。尘肺病给家庭和社会带来严重的经济负担，据统计，我国每年因尘肺病造成的直接经济负担达80多亿元。

(一)尘肺的治疗

1.药物治疗

目前全世界对尘肺病的治疗尚缺乏特效药物，我国尘肺人口众多，在药物的研制方面处于国际领先地位，在临床上主要是应用药物阻断或抑制肺纤维化的进展。黄永清等的研究结果显示，中西药联合治疗组比其他组的疗效有明显改善，这说明中西医药物联合治疗尘肺患者可改善患者的症状。

2.肺灌洗治疗

肺灌洗可物理性清除肺泡腔内残留的粉尘，吞噬尘肺巨噬细胞及致炎、致纤维化因子等其他有害的物质，改善患者的症状，延缓病情进展。肺灌洗目前分为经纤支镜小容量肺叶灌洗和大容量全肺灌洗。1985年，我国开始用经纤支镜小容量肺叶灌洗治疗尘肺；1986年，我国开展了大容量肺灌洗术。戴伟荣的研究表明，肺灌洗后患者后气促、胸闷、胸痛咳痰、咳嗽等症状均明显好转或消失。肺灌洗是目前治疗尘肺最为有效的治疗方法，但是仍然存在不足，需完善和改进其方法。

3.并发症治疗

尘肺病在发病过程中，患者常出现一些并发症，如肺结核、气胸、呼吸系统感染、慢性阻塞性肺疾病等症，降低患者的生命质量。应根据并发症尘肺病的特点和病情予以综合治疗。

（二）尘肺的康复护理

目前对于尘肺患者实施有效的康复训练，对预防并发症，减轻呼吸困难的症状，提高患者劳动能力和生活质量具有非常重要的意义。王翠玲对30例尘肺病人进行综合肺康复训练，康复训练的主要内容为呼吸训练、运动疗法、健康教育、心理护理。对康复情况评价内容为体重指数、血气分析评价、肺功能评价、6分钟步行实验测试、呼吸困难评价、心理评价等，了解治疗方法和治疗效果，减轻病人的焦虑和恐惧心理。此外，排痰护理要正确，吸氧护理要有节有效。闫秋丽对尘肺患者进行康复训练和护理干预，包括心理干预、呼吸训练、排痰训练、运动训练、健康教育5个方面。其中，健康教育包括氧气使用、感冒预防、营养调护、健康管理。研究证明，康复护理可明显改善患者的呼吸功能，减少肺部感染的发生。

1. 健康教育

尘肺患者多为老年人，文化水平偏低，缺乏有关的疾病知识，首先要对患者及其家属进行耐心的疾病相关知识的讲解。依据患者的特点，采用多种形式的健康教育：举办尘肺疾病专题讲座、发放健康教育材料、组织观看电视或录像等方式可提高自我防御、自我康复及自我控制能力。

2. 饮食指导

因为患者的病程较长，呼吸功能下降，并发症增多，病患者营养欠佳，因而要加强对他们的饮食指导，鼓励患者增加优质蛋白质的摄入，增加维生素的摄入，减少脂肪的摄入，如牛奶、豆浆、鱼肉、蛋等。患者养成良好饮食习惯，可增强他们的体质，延长寿命。

3. 养成良好的生活方式

可以为尘肺病患者讲述不良行为和生活方式对健康的影响，特别是病情较轻的患者往往对戒烟酒的认识不足，仍酗酒、抽烟，不坚持服药且生活无规律。对于此类患者，应通过宣传手册、图片、广播、电视等形式使其认识到不良的生活方式对健康的危害性，主动纠正不良的生活习惯。

4. 心理疏导

尘肺病患者病程较长，病情容易反复，存在焦虑、恐惧等不良的情绪。针对患者的心理状况，需对患者进行心理疏导，采用合理宣泄和转移等方法释放自己的情绪；鼓励患者参加一些力所能及的家庭、社会活动，分散患者的注意力和不良情绪，使其感受到生活的乐趣和自身存在的价值，唤起其对生活的信心。

5. 预防感冒

尘肺病患者抵抗力较差，尤其在季节变化的时候，患者最容易感冒，引起急性上呼吸道感染是病情加重的主要因素。应指导患者每日开窗通风，保持居室空气清新；患者还应多晒太阳，根据身体状况进行户外活动，避免过劳；冷水洗脸，温水洗澡，坚持耐寒锻炼，增强对寒冷的耐受性，减少因气候变化而引发感冒；根据气温变化及时增减衣服，以防着凉；流感期间应避免外出去公共场所，不要与患者接触，可服用板蓝根预防。

6.排痰护理

尘肺病主要表现为反复的咳嗽、呼吸困难、咳痰困难呈进行性加重，严重的痰阻可危及生命。因而在尘肺患者的护理中，排痰最为关键，应根据病情让患者尽可能多饮水。

7.呼吸功能锻炼

根据患者最大呼吸耐受能力，制定个体化的呼吸康复训练计划，进行一对一宣教，多渠道进行相关知识的健康宣教，进行有氧运动，运动时间尽可能达到30分钟，有利于增强患者的活动能力以及提高他们的生命质量。具体方法：腹式呼吸，患者取立位或坐位，左右手分别放在腹部或胸前，全身肌肉放松，吸气时用鼻吸气，尽力挺腹，胸部不动；呼气时用口呼出，同时收缩腹部，胸廓保持最小活动幅度，缓呼深吸。

（三）尘肺患者自我管理现状及展望

目前，对于尘肺病的治疗尚无有效的方法，我国很多学者已认识到康复护理可以改善患者的症状，在医院可对患者进行康复训练。牟海燕认为，对尘肺患者实施自我管理教育，可改善病人的运动、心理、呼吸、生活方式等各方面的自我管理能力，促进患者的康复，同时有效提高患者的生存质量，这也有利于促进家庭和社会的和谐。但多数尘肺患者为老年人，文化水平较低，住院期间虽然安排一些康复训练，但住院时间太短，出院后不再进行，疗效方面是有限的。应加强对患者的教育和康复训练，使患者具备自我管理的能力，在日常生活中对自己加强自我管理教育。另外，建立有效的自我管理量表对其自我管理进行测定是十分必要的。

综上所述，目前国内外关于患者自我管理评价工具的研究，多集中在慢性病防治领域，关于职业病患者自我管理的研究甚少见诸报道，而关于尘肺病患者自我管理干预的研究尚处于空白状态。因此，本项目具有很高的理论价值和实践意义。

第三节　研究目的及意义

基于上述背景，本研究旨在了解尘肺病患者自我管理的现状，从而为相关部门采取针对性的干预措施提供客观依据。具体目标为：

（1）了解尘肺病患者的基本特征。

（2）了解尘肺病患者自我管理的现状，包括自我管理行为及自我管理效能等两方面。

(3)确定影响尘肺病患者自我管理水平的主要因素。

(4)提出针对性的政策建议与措施,为相关部门采取干预措施提供依据。

第四节　资料来源与方法

一、资料来源

本研究的资料分为常规资料以及现场调查的资料,其来源分述如下:

(一)常规资料的来源

统计资料:来源于《H 省统计年鉴 2015》《H 省卫生统计年鉴 2015》以及 H 省统计信息网、H 省和样本地区职业病防治规划实施报表等。

文献资料:利用中国期刊全文数据库、中文科技期刊数据库和万方数据库等数据库,以“尘肺病”“职业病”“自我管理”“影响因素”等词语为关键词进行检索;通过 PubMed 以及 United Nations、Google 等官方网站和搜索工具,以检索研究相关的国外文献资料。

(二)现场调查资料的来源

1. 样本地区的确定

研究采用分层随机抽样的方式,按照经济发展水平的高低,将 H 省地市级行政区域划分为经济水平高、中和低三类,分别从经济水平高的地区选择 H_1 和 H_2 两市,从经济水平中等的地区选择 M_1 和 M_2 两市,从经济水平低的地区选择 L_1 和 L_2 两市,共计 6 个地级市为样本地区。

2. 样本人群的确定

样本人群为明确诊断为尘肺病的患者。

纳入标准:①尘肺病患者的诊断均符合 2015 年修订的《职业性尘肺病的诊断 GBZ 70-2015》;②年龄在 18 岁以上;③能正确应答且能回答问题,能独立或通过研究者帮助填写所需研究问卷;④同意参加本研究。

剔除标准:①患者患有精神异常及智力障碍者;②患者本人要求终止和极度不合作者;③体质过分虚弱,不能完成问卷者;④神志不清、不合作、语言表达不清者;⑤伴神经系统疾病或严重躯体功能损害,如四肢活动障碍影响正常生活及工作。

3. 样本量的确定

样本量:编制量表时,预试对象人数以问卷中包括最多条目的“分量表”的 3～5倍人数为原则。学者 Tinsley 建议,进行因子分析时,每个条目与预试样本数的比例为 1∶5 或 1∶10,如果受试者总数在 300 人以上时,这个比例便不太重要;另一学者 Comrey 也认为量表条目数与预试人数比例约为 1∶5 较为适宜。本研究拟建立的尘肺病患者自我管理量表需要进行因子分析,预试条目数为 49,条目数与预试人数比例为 1∶8,考虑到一定的失访率,暂定样本含量为 500 人。

4.调查方法

采用自制的量表及问卷,对选取的样本人群进行面对面的访谈,调查工具包括尘肺病患者基本特征调查问卷及自我管理测评量表,前者主要是对尘肺病患者的社会人口学等特征进行描述,而后者是利用编制的量表测评尘肺病患者的自我管理水平。

量表包含症状管理、疾病知识管理、不良嗜好管理、依从性管理、日常生活管理、信息管理及自我管理效能等 7 个维度,共计 44 个维度,每个条目的分值为 1～5 分,量表总分 210 分。其中,症状管理及依从性管理维度均包含 6 个条目,分值均为 30 分;疾病知识管理及不良嗜好管理维度均包含 3 个条目,分值均为 15 分;日常生活管理维度包含 9 个条目,分值为 45 分;情绪管理维度包含 5 个条目,分值为 25 分;自我管理效能维度包含 10 个条目,分值为 50 分。详见表 1-1。

表 1-1　尘肺病患者自我管理初期量表条目及编码

编码	条目
A	症状管理维度
A_1	无气促时,自行进行呼吸训练
A_2	有气促时,按照医嘱服用激素,吸入支气管舒张剂等药物
A_3	气促较明显时,进行氧疗
A_4	突然出现剧烈的咳嗽、咳痰、体温升高、胸痛,胸闷、呼吸困难、明显气促等,及时就医
A_5	咳嗽咳痰时,使用有效的方法清除呼吸道痰液(如有效的咳嗽法、胸部叩击法等)
A_6	身体无浮肿,痰较多、较稠时多喝水
B	疾病知识管理维度
B_1	关注药物的副作用、效果、剂量
B_2	通过各种方式学习尘肺病相关知识
B_3	与其他尘肺患者交流疾病相关知识
C	不良嗜好管理维度
C_1	严格执行戒烟的规定
C_2	严格执行限酒的规定
C_3	饮食时严格执行限盐的规定

续表

编码	条目
D	依从性管理
D_1	自觉遵医嘱按时按量服药
D_2	按照规定定期复查
D_3	避免粉尘、烟雾和其他有害气体的吸入
D_4	避免过度劳累
D_5	流感期间，避免去公共场所
D_6	避免吃过冷、硬、油腻及辛辣刺激性食品
E	日常生活管理维度
E_1	饮食中增加新鲜蔬菜水果的摄入
E_2	增加维生素 A 的摄入(如动物肝、肾、蛋黄)
E_3	增加奶制品、瘦肉、豆制品和其他优质蛋白质的摄入
E_4	根据身体状况、调节运动
E_5	进行全身康复锻炼(如散步、踏车、太极拳等)
E_6	根据天气变化，及时增减衣服，预防感冒
E_7	天冷时使用保暖设施提高温度
E_8	经常开窗通风，避免对着风吹
E_9	培养良好睡眠习惯
F	情绪管理维度
F_1	心情不好时，将注意力转移到其他想做的事情上
F_2	有烦恼的事情向亲属或朋友倾诉，寻求帮助
F_3	保持良好的情绪和乐观的精神状态
F_4	从事自己喜欢的休闲娱乐(跳舞、打太极、听音乐、散步等)
F_5	控制自己不向别人发脾气
G	自我管理效能维度
G_1	当疾病加重时，您有多大信心可以找到解决的办法
G_2	您有多大信心，可以按照医生要求去做
G_3	您有多大信心，疾病带来的不适不影响您想做的事情
G_4	您有多大信心，进行有效的相关锻炼
G_5	您有多大信心，可以合理安排饮食
G_6	您有多大信心，可以杜绝不良嗜好

续表

编码	条目
G_7	您有多大信心，在日常生活中照顾好自己预防并发症
G_8	您有多大信心，疾病带来的情绪压力不影响您的日常活动
G_9	您有多大信心，您可以做不同的事情和活动调节情绪
G_{10}	您有多大信心，可以乐观地看待尘肺病

同时，为了确定尘肺病患者自我管理水平的影响因素，笔者也对尘肺病患者的抑郁情况、社会支持情况以及生活质量进行了调查。

(1)抑郁情况：采用 Zung 抑郁自评量表(SDS)进行测评。该量表含有 20 个反映抑郁主观感受的项目，每个项目按症状出现的频度分为四级评分，最低总分为 20 分，最高总分为 80 分，其中 12 个为正向评分，8 个为反向评分。

(2)社会支持情况：采用肖水源等编制的社会支持评定量表(SSRS)进行测评。该量表共 10 个条目，包括客观支持(3 条)、主观支持(4 条)和对社会支持的利用度(3 条)等维度。具体评定方法：①总分：即 10 个条目计分之和，最高总分为 66 分；②客观支持分：第 2、6.、7 条评分之和，最高总分为 22 分；③主观支持分：第 1、3、4、5 条评分之和，最高总分为 32 分；④对支持的利用度：第 8、9、10 条，最高总分为 12 分。

(3)生活质量：采用蔡映云等改编的生活质量评分表。该量表共 35 个条目，每个条目的得分范围为 1～4 分，总分范围是 35～140 分，分数越高，表示生活质量越差。分量表记分：①日常生活能力 13 个条目，计分范围为 13～52 分；②社会活动状况 7 个条目，计分范围为 7～28 分；③抑郁心理症状 8 个条目，计分范围为 8～32 分；④焦虑心理症状 7 个条目，计分范围 7～28 分。计算总分时，需将分量表各条目反向记分。

二、资料分析方法

将原始数据资料进行编码整理后，全部输入计算机，用 Access 建立数据库，在进行逻辑分析和处理后，在统计软件 SPSS17.0 上进行数据分析。研究所采取的分析方法如下：

(一)一般描述性分析

主要用来描述尘肺病患者的基本特征及自我管理的现状。前者主要分析社会人口学特征、家庭因素以及其他一些因素等；后者主要描述尘肺病患者的自我管理水平等。对于数值变量，如服从正态分布则采用均数进行描述，如不服从正态分布则采用中位数进行描述；对于分类变量，采用率或构成比进行描述。

（二）单因素分析

为探讨样本人群的基本特征与自我管理水平的关系，首先进行单因素分析，该部分统计分析方法包括 t/F 检验等。

（三）多因素分析

本研究对单因素分析结果中有显著水平的因素，进一步进行多因素 logistic 回归分析，分别建立这些因素与尘肺病患者自我管理水平及各维度水平的回归模型。本研究采取的回归模型为二分类 logistic 回归模型。

（四）结构方程模型

结构方程模型是基于变量的协方差矩阵来分析变量之间关系的一种统计方法，实际上是一般线性模型的拓展，包括因子模型与结构模型，体现了传统路径分析与因子分析的完美结合。其包含的变量分为以下几类：①观测变量：可直接测量的变量；②潜变量：亦称“隐变量”，是无法直接观测并测量的变量，潜变量需要通过设计若干指标间接加以测量；③外生变量：是指那些在模型或系统中只起解释变量作用的变量，它们在模型或系统中只影响其他变量，而不受其他变量的影响；④内生变量：是指那些在模型或系统中受模型或系统中其他变量包括外生变量和内生变量影响的变量，它们也可以影响其他变量。

结构方程模型示意图如图 1-1 所示，观测变量通常用长方形或方形表示，外生观测变量用 x 表示，内生观测变量用 y 表示。潜变量用椭圆或圆形表示，外生潜变量通常用 ξ 表示，内生潜变量通常用 η 表示。δ 表示外生观测变量 x 的误差；ε 表示内生观测变量 y 的误差。结构方程模型通常包括三个矩阵方程式：

$$y=\Lambda_y\eta+\varepsilon$$

$$x=\Lambda_x\xi+\delta$$

$$\eta=B\mu+\tau\xi+\zeta$$

因此，本研究利用结构方程模型，对尘肺病患者自我管理行为的形成性分析中，建立生存质量、社会支持以及行为之间的结构方程模型，以确定尘肺病患者自我管理水平的影响因素。

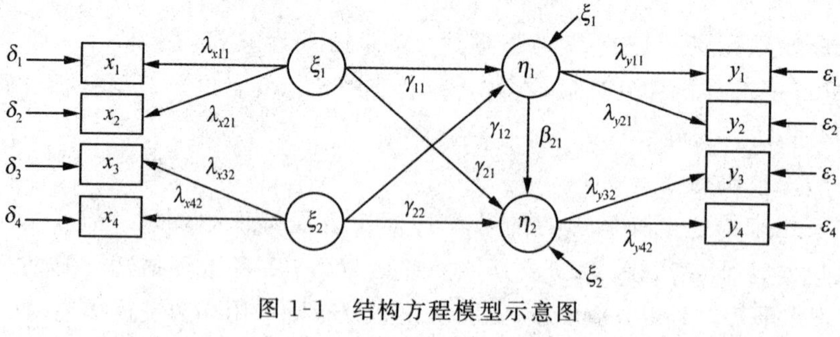

图 1-1　结构方程模型示意图

三、研究技术路线

本研究的技术路线如图 1-2 所示。

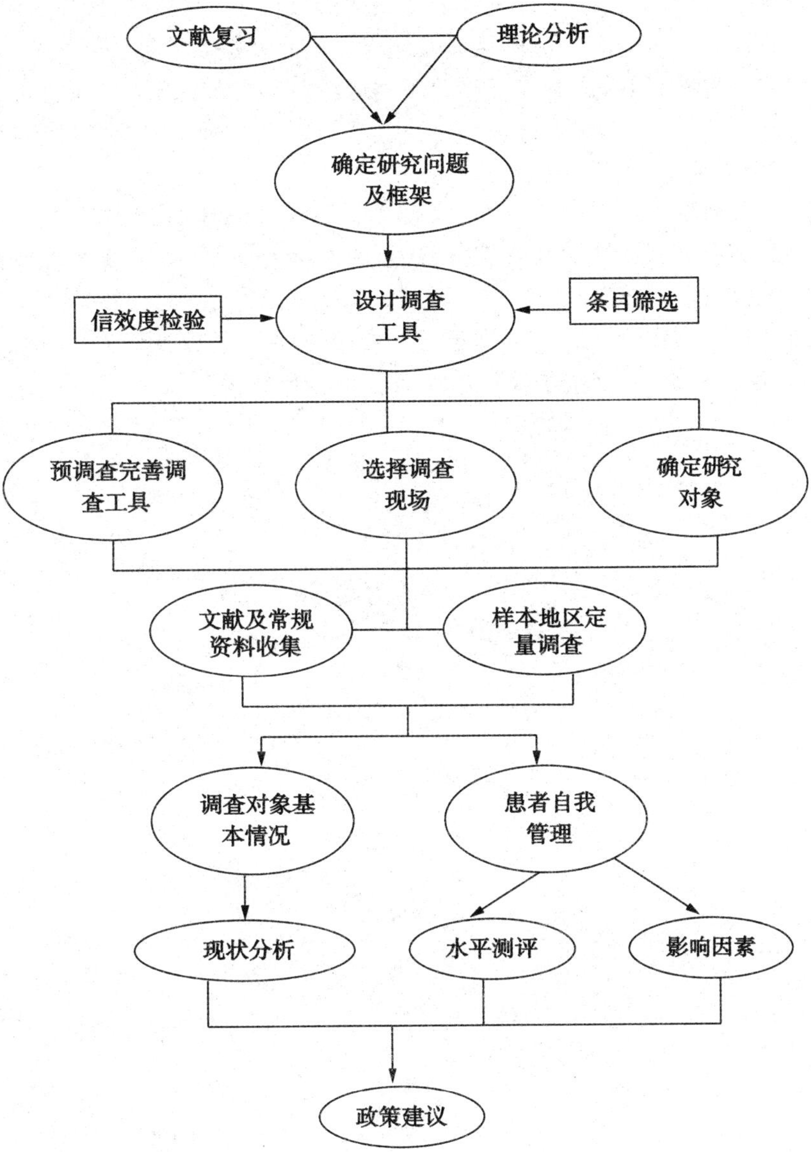

图 1-2 研究技术路线图

四、质量控制

本书主要采取以下措施对研究进行质量控制：

(1)预调查:正式调查前,课题组研究人员在济南市槐荫区进行了预调查,根据调查中出现的问题修改调查表、调整实施方案。调查表中重要的指标均有明确的定义和标准,便于被调查者准确理解调查表内容。

(2)调查人员的培训:调查员由泰山医学院公共卫生学院的研究生组成,进行统一的严格培训,使其熟悉问卷涉及的有关内容及进行问卷访谈的技巧。

(3)现场协调:为保证调查工作的顺利进行,课题组与调查现场的相关卫生行政部门进行了充分沟通并得到了当地各部门的大力协助和配合,使调研工作的开展有条不紊。

(4)调查数据的核查:当天的所有调查问卷由质量审核组进行质量审查并编码,对问卷中出现的问题及时进行反馈,从而对调查质量的提升有很大帮助。

(5)资料录入、整理阶段质量控制:用 Epidata3.1 软件进行数据录入并建立数据库,问卷采取双录入以保证数据录入的准确性。利用 SPSS17.0 软件对数据库进行逻辑分析,对缺漏项及逻辑不符合项进行修正。

第二章　样本地区及人群基本特征

第一节　样本地区尘肺病发病特征及职业卫生管理现状

一、样本地区尘肺病发病特征

H 省 2009～2014 年共报告新发职业病 4281 例，其中尘肺病新发病例 3665 例，慢性中毒 307 例，急性中毒 56 例，其他职业病 253 例。

（一）新发尘肺病例数的年度变化趋势

2009～2014 年，全省累计报告各类尘肺病新发病例 3665 例，2014 年共报告 1010 例，为历年来最高；2009 年病例数最少，为 209 例。尘肺病新发病例数总体呈上升趋势。在新发尘肺病患者中，男女性别比为 74∶1，男性明显多于女性。

（二）新发尘肺病例数的病种构成

2009～2014 年累计报告的尘肺病新发病例中，煤工尘肺始终位居全省各类尘肺之首（2504 例，占 68.32%），其次为硅肺（1058 例，占 28.87%），煤工尘肺和硅肺共占尘肺总病例数的 97.19%，其余分别为水泥尘肺、电焊工尘肺、石墨尘肺、铸工尘肺等。水泥尘肺、电焊工尘肺累计报告病例数超过 30 例，石墨尘肺、铸工尘肺累计报告病例数超过 10 例。H 省石棉尘肺较少报告，累计报告数仅占总病例数的 0.11%。详见表 2-1。

表 2-1　　2009～2014 年各类尘肺病新发病例数年度分布

尘肺种类	现患病例人数						合计
	2009 年	2010 年	2011 年	2012 年	2013 年	2014 年	
煤工尘肺	319	125	554	314	469	723	2504
硅肺	58	70	212	185	270	263	1058

续表

尘肺种类	现患病例人数						合计
	2009 年	2010 年	2011 年	2012 年	2013 年	2014 年	
水泥尘肺	2	5	11	8	5	3	34
电焊工尘肺	0	0	1	6	7	17	31
石墨尘肺	5	8	1	0	3	0	17
铸工尘肺	2	0	1	2	6	1	12
石棉肺	1	1	1	0	0	1	4
炭黑尘肺	0	0	1	0	0	1	2
陶工尘肺	0	0	0	0	1	1	2
滑石尘肺	0	0	0	0	0	0	0
云母尘肺	0	0	0	0	0	0	0
铝尘肺	0	0	0	0	0	0	0
其他尘肺	0	0	0	1	0	0	1
合计	387	209	782	516	761	1010	3665

(三)尘肺病新发病例数的行业系统分布

H省3665例尘肺病新发病例分布在23个行业,其中74.01%发生在煤炭行业,其次是有色金属、建材和地质矿产行业,分别为198例(5.4%)、190例(5.18%)和151例(4.12%)。

一期尘肺主要分布在煤炭行业(占75.01 %)、有色金属行业(占6.50%)和建材行业(占4.66%),二期尘肺主要分布在煤炭行业(占71.34%)、地质矿产行业(占7.39%)和建材行业(占5.43%),三期尘肺主要分布在煤炭行业(占73.19%)、建材行业(占7.46%)和地质矿产行业(占6.25%)。详见表2-2。

表 2-2　　不同期别的新发尘肺病患者的行业分布

行业	尘肺分期			合计
	一期尘肺	二期尘肺	三期尘肺	
煤炭	1881	473	362	2716
有色金属	163	17	18	198
建材	117	36	37	190
地质矿产	71	49	31	151

续表

行业	尘肺分期			合计
	一期尘肺	二期尘肺	三期尘肺	
其他	57	28	6	91
机械	42	10	10	62
冶金	37	4	1	42
石油	38	1	1	40
交通	18	9	5	32
建设	16	5	4	25
铁道	13	6	5	24
轻工	9	7	4	20
化工	13	3	1	17
农业	7	8	2	17
石化工业	10	3	3	16
船舶	8	0	1	9
水利	2	0	2	4
电子	0	2	1	3
纺织	2	1	0	3
电子	1	0	1	2
兵器	0	1	0	1
森林工业	1	0	0	1
商业	1	0	0	1
合计	2507	663	495	3665

(四)尘肺病新发病例数的工种分布

2009～2014 年,按统计工种统计的累计报告尘肺病新发病例数以采煤工(35.55%)、掘进工(27.23%)、煤矿混合工(8.27%)为主。其中,主采煤工的发病人数多于纯采煤工,主掘进工的发病人数多于纯掘进工。从事纯采煤工作业的尘肺患者发病年龄和接尘工龄都较其他作业明显缩短,差异具有显著性($P<0.05$)。详见表 2-3。

表 2-3　　不同工种的诊断年龄及工龄的情况

工种	尘肺病例		诊断年龄	工龄
	数量	百分比		
纯采煤工	538	14.68	52.75±9.34	16.12±9.39
主采煤工	765	20.87	54.57±10.98	16.35±9.69
煤矿混合工	303	8.27	54.78±10.90	19.33±11.62
纯掘进工	339	9.25	57.96±9.95	18.81±10.70
主掘进工	659	17.98	58.07±10.98	19.49±11.05

(五)尘肺病新发病例数的企业规模分布情况

H 省 42.62%的新发尘肺病例分布在中小型企业,36.45%分布在大型企业,48.89%的三期尘肺病例和 37.71%的二期尘肺病例均发生在小型企业。详见表 2-4。

表 2-4　　不同规模的企业尘肺病分布情况

企业规模	一期尘肺		二期尘肺		三期尘肺		合计	
	例数	百分比	例数	百分比	例数	百分比	例数	百分比
大型	1222	91.47	79	5.91	35	2.62	1336	36.45
中型	386	63.80	152	25.12	67	11.07	605	16.51
小型	465	48.59	250	26.12	242	25.29	957	26.11
不详	434	56.58	182	23.73	151	19.69	767	20.93
合计	2507	68.40	663	18.09	495	13.51	3665	100.00

(六)新发尘肺病例开始接尘年份分布

新发尘肺病例中最早于 1941 年接触粉尘,最晚于 2013 接触粉尘。根据粉尘暴露时间,我们将 3665 个尘肺病例按照接触粉尘的年份进行了划分,分别为 1960 年以前、1960～1969 年、1970～1979 年、1980～1989 年、1990～1999 年和 2000 年以后等 6 个组。其中 1970～1979 年和从 2000 年开始接尘的尘肺病例数最多,分别为 1017 例(27.25%)和 849 例(23.17%)。随着接尘开始年代的逐步推进,新发尘肺病例的诊断年龄和工龄呈现明显缩短趋势。

本资料中,新发病例以煤工尘肺(2504 例,68.32%)和硅肺(1058 例,28.87%)为多,因此选择这两种尘肺进行单独分析。除接尘年份在 2000 年以后组有所增高外,煤工尘肺和硅肺的平均诊断年龄、平均接尘工龄及平均潜伏期随接尘开始年份的增加呈缩短趋势,经单因素方差分析,差异均有统计学意义($P<0.05$)。详见表 2-5 至表 2-7。

表 2-5　　尘肺病例不同接尘年份的诊断年龄及工龄的情况

接尘年份	尘肺病例		诊断年龄	工龄
	数量	百分比		
1960 年以前	261	7.12	75.40±4.27	25.37±12.03
1960～1969 年	505	13.78	67.07±4.81	23.15±11.26
1970～1979 年	1017	27.75	61.36±5.12	23.04±9.30
1980～1989 年	516	14.08	49.63±6.56	19.05±6.29
1990～1999 年	517	14.11	46.01±6.92	12.04±4.70
2000 年以后	849	23.17	46.27±6.15	5.62±2.78

表 2-6　　不同接尘年份硅肺的诊断年龄、接尘工龄及潜伏期的情况

接尘年份	尘肺病例		诊断年龄	接尘工龄	潜伏期
	数量	百分比			
1960 年以前	130	12.29	75.54±3.88	21.33±13.72	54.41±14.23
1960～1969 年	168	15.88	66.64±4.91	15.39±11.66	51.23±11.14
1970～1979 年	211	19.94	61.12±5.25	21.11±11.22	40.01±12.79
1980～1989 年	128	12.10	48.62±6.32	19.25±6.86	29.36±9.10
1990～1999 年	143	13.52	46.28±7.66	9.56±5.16	36.72±9.11
2000 年以后	278	26.28	46.34±6.68	5.18±2.68	41.16±6.76
合计	1058	100.00	56.39±12.29	14.26±11.13	42.13±12.90
F 值			670.09	113.37	108.32
P 值			0.00	0.00	0.00

表 2-7　不同接尘年份煤工尘肺的诊断年龄、接尘工龄及潜伏期的情况

接尘年份	尘肺病例		诊断年龄	接尘工龄	潜伏期
	数量	百分比			
1960 年以前	121	4.83	75.11±4.38	29.47±8.62	45.64±10.52
1960～1969 年	329	13.14	67.21±4.69	27.02±8.81	40.10±10.52
1970～1979 年	788	31.47	61.38±4.96	23.58±8.65	37.80±10.48
1980～1989 年	367	14.66	46.12±5.33	18.75±6.03	29.88±7.46

续表

接尘年份	尘肺病例		诊断年龄	接尘工龄	潜伏期
	数量	百分比			
1990～1999年	346	13.82	45.98±6.60	12.87±4.19	33.09±7.93
2000年以后	553	22.08	46.42±5.75	5.82±2.80	40.60±5.97
合计	2504	100.00	55.73±10.63	18.21±10.49	37.23±7.92
F 值			1309.52	677.34	89.42
P 值			0.00	0.00	0.00

二、样本地区职业卫生管理现状

(一)用人单位职业病防治管理基本情况

2014年,H省对2111家用人单位的职业卫生管理现状进行了调查,涉及煤炭、建材、电子、冶金、化工、轻工等行业。

在被检查的2111家用人单位中,共有劳动者422552人,其中从事接触职业病危害作业的劳动者188935人,接害率44.7%;设立职业卫生管理机构的862家,占40.8%;建立职业卫生管理制度的917家,占43.4%;制定职业健康监护计划的795家,占37.7%,劳动者健康检查项目与所从事工作相关的694家,占32.9%;发现职业病或疑似职业病病人及时报告的551家,占26.1%;配备职业卫生专(兼)职人员的959家,占45.4%。详见表2-8。

表2-8　　用人单位职业卫生管情况一览表

指标	煤炭	建材	电子	冶金	化工	轻工	其他
检查用人单位数	121	426	132	237	388	231	576
职工总数	47664	62315	15337	28312	110483	26377	132064
接害人数	26118	28661	5622	13016	48346	11031	56141
设立职业卫生管理机构	52	172	63	136	153	85	201
建立职业卫生管理制度	53	177	65.	146	163	94	219
制定职业健康监护计划	48	156	57	127	142	79	186
健康检查项目与所从事工作相关	45	138	55	113	112	65	166
发现职业病或疑似职业病病人及时报告	37	101	46	97	91	56	123
配置职业卫生管理专(兼)职人员	59	193	73	147	172	96	219

（二）建设项目职业卫生监督检查情况

2014 年共监督检查建设项目 664 项，其中存在职业病危害的建设项目 617 项，占 92.9%；已完成职业病危害预评价报告审核 111 项，占应进行预评价项目的 20.9%，其中通过审核 98 项；已进行职业病防护设施设计 70 项，占应进行防护设施设计项目的 14.5%，其中通过审核的 58 项；已完成职业病控制效果评价报告审核 98 项，占应进行控制效果项目的 18.5%，其中实际通过竣工验收 89 项。详见表 2-9。

表 2-9　　2014 年用人单位职业健康监护重点监督检查情况汇总表

指标	煤炭	建材	电子	冶金	化工	轻工	其他
建设项目总数	102	82	68	89	92	83	148
存在职业病危害项目数	102	73	56	86	92	77	131
建设项目职业病危害预评价审核或备案							
应进行预评价项目数	78	63	52	71	82	73	112
实际开展预评价项目数	13	14	13	17	21	17	16
通过审核或备案项目数	11	13	13	14	18	14	15
建设项目职业病防护设施设计卫生审查							
应进行设计项目数	73	58	47	66	74	65	99
实际开展设计项目数	6	7	9	11	9	12	16
通过卫生审查项目数	5	7	9	9	8	9	11
建设项目职业病防护设施竣工验收或备案							
应进行控评项目数	78	63	52	71	82	73	112
实际开展控评项目数	15	12	11	13	17	15	15
通过竣工验收或备案项目数	14	12	11	11	16	12	13

（三）用人单位职业健康监护工作开展情况

在被检查的用人单位中，2014 年度劳动者上岗前、在岗期间、离岗时职业健康检查率分别为 31.2%、37.2%、17.8%，对有职业禁忌证的调离率为 71.6%。2014 年，在监督检查的用人单位中，共发现疑似职业病 290 例，诊断职业病 67 例。详见表 2-10。

表 2-10　　用人单位职业体检情况一览表

项 目	粉尘	铅	铬	有机溶剂	其他
上岗前					
应检	7331	253	432	3028	4209
实检	2621	78	143	805	1115
职业禁忌证	65	9	13	58	63
在岗期间					
应检	26836	1105	1630	20159	28306
实检	12081	402	501	6907	9117
职业禁忌证	209	26	21	164	189
调离人数	156	19	14	113	134
疑似职业病	116	9	1	21	124
诊断人数	31	3	1	5	24
离岗前					
应检	1012	51	82	512	607
实检	251	9	11	59	74
疑似职业病	12	0	0	2	5
诊断人数	2	0	0	0	1

第二节　样本人群基本特征

一、患者性别构成情况

样本人群以男性为主，男性尘肺病患者占样本人群总人数的 86.7%，女性患者占总人数的 13.3%，详见表 2-11。

表 2-11　　样本人群基本特征描述

项目	人数	构成比(%)
性别		
男性	416	86.7
女性	64	13.3

续表

项目	人数	构成比(%)
户口类型		
城镇户口	227	47.3
农村户口	253	52.7
患者年龄		
0～34 岁	70	14.6
35～49 岁	114	23.8
50～64 岁	220	45.8
65 岁及以上	76	15.8
婚姻状况		
未婚	111	23.1
已婚	316	65.8
离异/丧偶	53	11.1
文化水平		
初中及以下	278	57.9
高中	170	35.4
大专及以上	32	6.7
患者月收入		
0～2999 元	96	20.0
3000～5999 元	233	48.5
6000 元及以上	151	31.5
就诊地点		
门诊	175	36.5
住院	305	63.5
督导与否		
督导	182	37.9
无人督导	298	62.1
健康教育		
接受	146	30.4

续表

项目	人数	构成比(%)
未接受	334	69.6
尘肺类型		
硅肺	253	52.7
其他尘肺	227	47.3
尘肺分期		
一期	270	56.2
二期	174	36.3
三期	36	7.5
报销方式		
完全报销	267	55.7
部分报销	173	36.0
不报销	40	8.3
并发症		
有	375	78.1
无	105	21.9
病程长短		
较短	106	22.1
一般	109	22.7
较长	265	55.2

二、患者户口构成情况

样本人群以农村户口为主,农村户口尘肺病患者占样本人群总人数的比例为52.7%,城镇户口户口占总人数的47.3%。

三、患者年龄构成情况

由于尘肺病的潜伏期极长,因此,样本人群的平均年龄较大,为56.7±8.62,其中50～64岁的尘肺病患者所占比例最大,为45.8%,其次为35～49岁的患者,而35岁以下的患者所占比例最低,为14.6%。

四、患者婚姻状况构成情况

样本人群以已婚者为主，所占比例为65.8%，其次为未婚的患者，而离异/丧偶的患者所占比例最小。

五、患者文化水平构成情况

样本人群文化水平相对较低，其中，初中及以下文化水平的患者所占比例最高，为57.9%，其次为高中文化水平的尘肺病患者，而大专及以上文化水平的尘肺病患者所占比例最低，仅为6.7%。

六、患者收入构成情况

尘肺病患者月收入相对较高，3000～5999元月收入的患者所占比例最高，为48.5%，其次为6000元以上月收入的患者，而3000元以下月收入的尘肺病患者所占比例最低，为20.0%。

七、患者就诊地点构成情况

样本人群就诊地点以住院为主，住院的尘肺病患者所占比例为63.5%，门诊患者所占比例为36.5%。

八、督导与否构成情况

督导是提高尘肺病患者自我管理水平的重要措施，但调查结果显示，仅37.9%的尘肺病患者有人督导，而且多以家人督导为主，很少有专业的卫生技术人员对其进行督导。

九、健康教育与否构成情况

健康教育是提高尘肺病患者自我管理水平的主要途径，但调查结果显示，仅30.4%的尘肺病患者接受过健康教育，而且内容多以一般卫生知识为主，很少有专业的尘肺病相关知识培训。

十、尘肺类型构成情况

硅肺是尘肺病中最严重也是最主要的类型，约占尘肺病患者的50%左右，本次选取的样本人群中，硅肺患者所占比例较高，为52.7%，其他尘肺病患者所占比例为47.3%。

十一、尘肺分期构成情况

按照我国对尘肺病严重程度的划分标准，本次选取的样本人群中，一期尘肺病患者所占比例最高，为56.2%，其次为二期尘肺病患者，而三期尘肺病患者所占比例仅为7.5%。

十二、报销方式构成情况

按照我国职业病防治法的相关规定，尘肺病患者的医疗费用完全由用人单位来承担，但在现实情况下，仍然有很多尘肺病患者的医疗费用完全自理或仅部分报销。本次选取的样本人群中，仅55.7%的尘肺病患者医疗费用完全报销，36.0%的尘肺病患者医疗费用部分报销，但仍然有8.3%的尘肺病患者的医疗费用完全自理。

十三、并发症构成情况

尘肺病患者多伴有并发症，本次调查结果显示，78.1%的尘肺病患者有并发症，仅有21.9%的患者无并发症。

十四、病程长短情况

尘肺病患者病程一般较长，其中病情较长者所占比例高达55.2%，而病程较短者所占比例仅为22.1%。

第三章　患者自我管理水平分析

尘肺病患者自我管理水平通过本研究制定的量表来测评，包括症状管理、疾病知识管理、不良嗜好管理、依从性管理、日常生活管理、情绪管理及自我管理效能 7 个维度，共计 42 个条目，每个问题 1～5 分，总分值 210 分。经调查，480 名尘肺病患者自我管理能力得分为 123.02±18.29，说明尘肺病患者自我管理水平总体较低。

第一节　自我管理水平单因素分析

一、性别与患者自我管理水平

女性尘肺病患者自我管理水平相对较高，测评分数为 128.17±27.83，而男性尘肺病患者自我管理水平则较低，测评分数为 122.23±16.25。经检验，性别不同的尘肺病患者自我管理水平并无统计学差异（$t=1.665$，$P=0.100$）。详见表 3-1。

表 3-1　　尘肺病患者自我管理水平的单因素分析结果

项目	人数	分值	t/F 检验	P 值
性别			1.665	0.100
男性	416	122.23±16.25		
女性	64	128.17±27.83		
户口类型			1.382	0.168
城镇户口	227	124.24±16.90		
农村户口	253	121.93±19.43		
患者年龄			24.644	0.000

续表

项目	人数	分值	t/F 检验	P 值
0～34 岁	70	137.60±28.45		
35～49 岁	114	122.96±13.84		
50～64 岁	220	121.53±11.44		
65 岁及以上	76	114.00±20.85		
婚姻状况			0.488	0.614
未婚	111	124.43±17.02		
已婚	316	122.46±18.69		
离异/丧偶	53	123.40±18.67		
文化水平			106.861	0.000
初中及以下	278	115.52±12.22		
高中	170	129.94±14.49		
大专及以上	32	151.44±33.07		
患者月收入			0.575	0.563
0～2999 元	96	122.97±17.53		
3000～5999 元	233	122.23±17.80		
6000 元及以上	151	124.28±19.54		
就诊地点			2.173	0.030
门诊	175	120.63±20.86		
住院	305	124.39±16.53		
督导与否			9.428	0.000
督导	182	132.79±19.32		
无人督导	298	117.06±14.77		
健康教育			11.079	0.000
接受	146	136.93±19.82		
未接受	334	116.94±13.72		
尘肺类型			3.838	0.000
硅肺	253	120.03±17.17		
其他尘肺	227	126.36±18.96		

续表

项目	人数	分值	t/F 检验	P 值
尘肺分期			81.399	0.000
一期	270	130.77±15.35		
二期	174	114.96±15.92		
三期	36	103.83±18.76		
报销方式			0.958	0.385
完全报销	267	124.05±18.68		
部分报销	173	121.81±17.22		
不报销	40	121.40±20.14		
并发症			0.011	0.911
有	375	122.71±23.81		
无	105	123.02±17.24		
病程长短			98.337	0.000
较短	106	107.08±18.03		
一般	109	136.45±22.65		
较长	265	123.88±9.53		

二、户口类型与患者自我管理水平

城镇户口的尘肺病患者自我管理水平相对较高，测评分数为 124.24±16.90，而农村户口的尘肺病患者自我管理水平则较低，测评分数为 121.93±19.43。经检验，户口类型不同的尘肺病患者自我管理水平并无统计学差异($t=1.382$，$P=0.168$)。

三、年龄与患者自我管理水平

年龄越大的尘肺病患者自我管理水平测评分数越低。其中，35 岁以下的尘肺病患者自我管理水平测评分数最高，为 137.60±28.45，而 65 岁及以上的尘肺病患者自我管理水平测评分数最低，为 114.00±20.85。经检验，不同年龄组的尘肺病患者自我管理水平也不同，差异有统计学意义($F=24.644$，$P=0.000$)。总体趋势为，年龄越大的患者自我管理水平越低。

四、婚姻状况与患者自我管理水平

未婚的尘肺病患者自我管理水平测评分数最高，为124.43±17.02，其次为离异/丧偶的尘肺病患者，而已婚的尘肺病患者自我管理水平测评分数最低，为122.46±18.69。经检验，婚姻状况不同的尘肺病患者自我管理水平并无统计学差异（$F=0.488$，$P=0.614$）。

五、文化水平与患者自我管理水平

文化水平越高的尘肺病患者自我管理水平测评分数越高。其中，初中及以下文化水平的尘肺病患者自我管理水平测评分数最低，为115.52±12.22，而大专及以上文化水平的尘肺病患者自我管理水平测评分数最高，为151.44±33.07。经检验，文化水平不同的尘肺病患者自我管理水平也不同，差异有统计学意义（$F=106.861$，$P=0.000$）。总体趋势为，文化水平越高的尘肺病患者自我管理水平也越高。

六、患者收入与自我管理水平

月收入在6000元以上的尘肺病患者自我管理水平测评分数最高，为124.28±19.54，其次为3000元以下月收入的尘肺病患者，而3000～5999元月收入的尘肺病患者自我管理水平测评分数最低，为122.23±17.80。经检验，收入水平不同的尘肺病患者自我管理水平并无统计学差异（$F=0.575$，$P=0.563$）。

七、就诊地点与患者自我管理水平

就诊地点为门诊的尘肺病患者自我管理水平测评分数较低，为120.63±20.86，而就诊地点为住院的尘肺病患者自我管理水平测评分数相对较高，为124.39±16.53。经检验，住院与就诊两种就诊地点的尘肺病患者自我管理水平也不同，前者高于后者，差异有统计学意义（$t=2.173$，$P=0.030$）。

八、督导与患者自我管理水平

患病期间有人对其进行督导的尘肺病患者，自我管理水平测评分数相对较高，为132.79±19.32，而无人督导的尘肺病患者自我管理水平测评分数则较低，为117.06±14.77。经检验，有人督导与无人督导的尘肺病患者自我管理水平不同，前者高于后者，差异有统计学意义（$t=9.428$，$P=0.000$）。

九、健康教育与患者自我管理水平

有人对其进行健康教育的尘肺病患者，自我管理水平测评分数相对较高，为 136.93±19.82，而未接受过健康教育的尘肺病患者自我管理水平测评分数则较低，为 116.94±13.72。经检验，接受过健康教育与未接受过健康教育的尘肺病患者自我管理水平不同，前者高于后者，差异有统计学意义（t=11.079，P=0.000）。

十、尘肺类型与患者自我管理水平

硅肺患者自我管理水平测评分数较低，为 120.03±17.17，而其他尘肺病患者自我管理水平测评分数则相对较高，为 126.36±18.96。经检验，尘肺类型不同的患者自我管理水平也不同，硅肺患者自我管理水平高于其他尘肺病患者，差异有统计学意义（t=3.838，P=0.000）。

十一、尘肺分期与患者自我管理水平

症状越严重的尘肺病患者自我管理水平测评分数越低。其中，一期尘肺病患者自我管理水平测评分数最高，为 130.77±15.35，而三期尘肺病患者自我管理水平测评分数最低，为 103.83±18.76。经检验，分期不同的尘肺病患者自我管理水平也不同，差异有统计学意义（F=81.399，P=0.000）。总体趋势为症状越严重的尘肺病患者自我管理水平越低。

十二、报销方式与患者自我管理水平

医疗费用完全报销的尘肺病患者自我管理水平测评分数相对较高，为 124.05±18.68，其次为部分报销的尘肺病患者，而医疗费用完全自费的尘肺病患者自我管理水平测评分数最低，为 121.40±20.14。经检验，报销方式不同的尘肺病患者自我管理水平并无统计学差异（F=0.958，P=0.385）。

十三、并发症与患者自我管理水平

无并发症的尘肺病患者自我管理水平相对较高，测评分数为 123.02±17.24，而有并发症的尘肺病患者自我管理水平则较低，测评分数为 122.71±23.81。但检验结果显示，二者差异并无统计学意义（t=0.011，P=0.911）。

十四、病程长短与患者自我管理水平

病程一般的尘肺病患者自我管理水平相对较高，测评分数为 136.45±22.65，其次为病程较长的患者，而病程较短的患者自我管理水平则较低，测评分数为 107.08±18.03。检验结果显示，病程不同的患者自我管理水平也不同，差异有统计学意义（F=98.337，P=0.000）。

第二节　自我管理水平多因素分析

一、回归模型的构建

由于尘肺病患者自我管理水平高低的划分尚无金标准，本研究遵循 3∶7 的原则，即高水平所占比例为 30%，而低水平所占比例为 70%。故以量表分数 127 为界值，高于 127 者为自我管理水平高，否则为自我管理水平低。以尘肺病患者自我管理水平为因变量，以单因素分析中有统计学意义的 8 个指标为自变量，建立二分类 logistic 回归模型。详见表 3-2。

表 3-2　　logistic 回归模型的变量及赋值

变量	赋值
因变量(管理水平)	0＝水平低；1＝水平高
文化水平	1＝初中及以下；2＝高中；3＝大专及以上
年龄	1＝35 岁以下；2＝35～49 岁；3＝50～64 岁；4＝65 岁及以上
尘肺分期	1＝一期；2＝二期；3＝三期
尘肺类型	1＝硅肺；2＝其他尘肺
健康教育	1＝接受；2＝未接受
督导与否	1＝有人督导；2＝无人督导
就诊地点	1＝门诊；2＝住院
病程长短	1＝较短；2＝一般；3＝较长

二、回归结果分析

分析结果显示，与尘肺病患者自我管理水平相关的因素有 5 个，分别为：文化水平、年龄、健康教育、督导及病程长短。详见表 3-3。

表 3-3　　尘肺病患者自我管理水平多因素分析结果

变量	*B*	wald	Sig.	*OR*	95%CI	
					下限	上限
文化水平		30.130	0.000			
初中及以下	−7.066	21.786	0.000	0.001	0.000	0.017
高中	−2.000	2.655	0.103	0.135	0.012	1.501

续表

变量	B	wald	Sig.	OR	95%CI	
					下限	上限
患者年龄		35.617	0.000			
0～34 岁	2.518	5.233	0.022	12.405	1.434	107.299
35～49 岁	2.216	3.082	0.079	9.173	0.773	108.905
50～64 岁	−2.559	6.588	0.010	0.077	0.011	0.546
尘肺分期		6.117	0.047			
一期	2.800	3.626	0.057	16.446	0.921	293.614
二期	1.027	0.376	0.540	2.792	0.105	74.343
硅肺	0.651	1.345	0.246	1.918	0.638	5.764
健康教育	1.675	5.718	0.017	5.338	1.353	21.062
有人督导	1.713	5.078	0.024	5.544	1.250	24.595
门诊	−0.154	0.077	0.781	0.857	0.289	2.544
病程长短		14.743	0.001			
较短	−1.284	1.024	0.312	0.277	0.023	3.333
一般	2.664	12.406	0.000	14.355	3.260	63.218
常数	−2.145	1.107	0.293	0.117		

(一)患者文化水平与自我管理水平

与大专及以上文化水平的尘肺病患者相比，初中及以下文化水平的尘肺病患者自我管理水平较低，差异有统计学意义($OR=0.001$，$P=0.000$)。初中及以下文化水平的尘肺病患者自我管理水平最低。

(二)患者年龄与自我管理水平

与 65 岁及以上的尘肺病患者相比，35 岁以下的尘肺病患者自我管理水平相对较高，差异有统计学意义($OR=12.405$，$P=0.022$)，而 50～64 岁的患者自我管理水平则较低，差异有统计学意义($OR=0.077$，$P=0.010$)。说明 35 岁以下的尘肺病患者自我管理水平最高，而 50～64 岁的患者自我管理水平则最低。

(三)健康教育与自我管理水平

与未接受过健康教育的尘肺病患者相比，接受过健康教育的尘肺病患者自我管理水平相对较高，差异有统计学意义($OR=5.338$，$P=0.017$)。说明健康教育可以有效提高尘肺病患者的自我管理水平。

（四）督导与自我管理水平

与无人对其进行督导的尘肺病患者相比，接受督导的尘肺病患者自我管理水平相对较高，差异有统计学意义（$OR=5.544$，$P=0.024$）。说明督导可以有效提高尘肺病患者的自我管理水平。

（五）病程与自我管理水平

与对照组即病程较长的尘肺病患者相比，病程一般的尘肺病患者自我管理水平相对较高，差异有统计学意义（$OR=14.355$，$P=0.000$）。

综上，本章对尘肺病患者自我管理的总体水平进行了分析，分析结果显示，尘肺病患者的自我管理水平较低。在此基础上，确定了与尘肺病患者自我管理水平相关的因素：文化水平、年龄、健康教育、督导及病程长短。

第四章　患者症状管理水平分析

第一节　症状管理水平描述

尘肺病患者症状管理水平通过本研究制定的量表来测评，包括6个条目，分别为无气促时，自行进行呼吸训练；有气促时，按照医嘱服用激素，吸入支气管舒张剂等药物；气促较明显时，进行氧疗；突然出现剧烈的咳嗽、咳痰、体温升高、胸痛、胸闷、呼吸困难、明显气促等，及时就医；咳嗽咳痰时，使用有效的方法清除呼吸道痰液；身体无浮肿，痰较多、较稠时多喝水。每个条目1～5分，因此，症状管理维度总分值为30分。而调查结果显示，尘肺病患者症状管理水平测评分数为17.83±5.56，说明尘肺病患者症状管理水平总体偏低。

一、条目一测评情况分析

具体到每个具体条目，条目“无气促时，自行进行呼吸训练”的测评分数为2.98±1.04，总体水平较低。41.7%的患者在无气促时几乎不进行呼吸训练，40.2%的患者经常进行呼吸训练，而仅3.1%的患者总是进行呼吸训练，3.5%的患者从不进行呼吸训练。详见表4-1。

表4-1　　症状管理维度各条目得分情况

条目	各分值被选择频率(%)					平均值
	1分	2分	3分	4分	5分	
A_1	3.5	41.7	11.5	40.2	3.1	2.98±1.04
A_2	4.8	37.7	14.2	39.6	3.8	3.00±1.06
A_3	6.5	38.5	15.0	36.9	3.1	2.92±1.06
A_4	4.4	37.1	23.8	30.8	4.0	2.93±1.00
A_5	2.1	39.6	14.0	40.8	3.5	3.04±1.01
A_6	5.2	37.9	15.8	37.3	3.8	2.96±1.05

二、条目二测评情况分析

条目“有气促时，按照医嘱服用激素，吸入支气管舒张剂等药物”的测评分数为 3.00±1.06，总体水平较低。37.7%的患者在气促时几乎不按照医嘱服用药品，39.6%的患者经常按照医嘱服用药品，而仅 3.8%的患者总是按照医嘱服用药品，4.8%的患者从不按照医嘱服用药品。

三、条目三测评情况分析

条目“气促较明显时，进行氧疗”的测评分数为 2.92±1.06，总体水平较低。38.5%的患者在气促较明显时几乎不进行氧疗，36.9%的患者在气促较明显时经常进行氧疗，而仅 3.1%的患者在气促较明显时总是进行氧疗，高达 6.5%的患者在气促较明显时从不进行氧疗。

四、条目四测评情况分析

条目“突然出现剧烈的咳嗽、咳痰、体温升高、胸痛，胸闷、呼吸困难、明显气促等，及时就医”的测评分数为 2.93±1.00，总体水平较低。37.1%的患者在出现明显症状时几乎不及时就医，30.8%的患者在出现明显症状时经常及时就医，而仅 4.0%的患者总是能够及时就医，尚有 4.4%的患者在出现明显症状时从不及时就医。

五、条目五测评情况分析

条目“咳嗽咳痰时，使用有效的方法清除呼吸道痰液”的测评分数为 3.04±1.01，总体水平较低。39.6%的患者咳嗽咳痰时几乎不清除痰液，40.8%的患者咳嗽咳痰时经常会清除痰液，而仅 3.5%的患者总是会清除痰液，2.1%的患者从不清除痰液。

六、条目六测评情况分析

条目“身体无浮肿，痰较多、较稠时多喝水”的测评分数为 2.96±1.05，总体水平较低。37.9%的患者几乎不多喝水，37.3%的患者经常多喝水，而 3.8%的患者总是在需要时多喝水。

第二节　症状管理水平单因素分析

一、性别与患者症状管理水平

女性尘肺病患者症状管理水平相对较高，测评分数为 19.42±6.36，而男性尘肺病患者症状管理水平则较低，测评分数为17.58±5.40。经检验，性别不同的尘肺病患者症状管理水平也不同，差异有统计学意义（$t=2.195$，$P=0.031$），详见表4-2。

表4-2　尘肺病患者症状管理水平的单因素分析结果

项目	人数	分值	t/F 检验	P 值
性别			2.195	0.031
男性	416	17.58±5.40		
女性	64	19.42±6.36		
户口类型			0.924	0.356
城镇户口	227	18.07±5.57		
农村户口	253	17.60±5.56		
患者年龄			13.515	0.000
0～34岁	70	21.06±5.95		
35～49岁	114	18.41±5.06		
50～64岁	220	17.19±5.05		
65岁及以上	76	15.83±6.06		
婚姻状况			0.428	0.652
未婚	111	17.86±5.89		
已婚	316	17.71±5.41		
离异/丧偶	53	18.47±5.84		
文化水平			65.107	0.000
初中及以下	278	15.79±4.84		
高中	170	19.99±4.95		
大专及以上	32	24.03±5.72		
患者月收入			0.027	0.973
0～2999元	96	17.85±5.55		
3000～5999元	233	17.77±5.54		
6000元及以上	151	17.90±5.63		
就诊地点			2.186	0.029
门诊	175	17.10±5.83		

续表

项目	人数	分值	t/F 检验	P 值
住院	305	18.25±5.37		
督导与否			6.133	0.000
督导	182	19.75±5.61		
无人督导	298	16.65±5.20		
健康教育			9.332	0.000
接受	146	21.12±5.20		
未接受	334	16.39±5.09		
尘肺类型			1.601	0.110
硅肺	253	17.44±5.37		
其他尘肺	227	18.26±5.75		
尘肺分期			52.089	0.000
一期	270	19.84±5.17		
二期	174	15.64±5.05		
三期	36	13.31±4.08		
报销方式			0.503	0.605
完全报销	267	17.87±5.60		
部分报销	173	17.59±5.46		
不报销	40	18.55±5.80		
并发症			0.003	0.998
有	375	17.83±5.57		
无	105	17.83±5.57		
病程长短			50.834	0.000
较短	106	14.16±4.96		
一般	109	21.11±5.49		
较长	265	17.94±4.92		

二、户口类型与患者症状管理水平

城镇户口的尘肺病患者症状管理水平相对较高，测评分数为18.07±5.57，而农村户口的尘肺病患者症状管理水平则较低，测评分数为 17.60±5.56。但检验结果显示，户口类型不同的尘肺病患者症状管理水平并无统计学差异（$t=0.924$，$P=0.356$）。

三、年龄与患者症状管理水平

年龄越大的尘肺病患者症状管理水平测评分数越低。其中，35 岁以下的尘肺病患者症状管理水平测评分数最高，为 21.06±5.95，而 65 岁及以上的尘肺病患者症状管理水平测评分数最低，为 15.83±6.06。经检验，不同年龄组的尘肺病患者症状管理水平也不同，差异有统计学意义（$F=13.515$，$P=0.000$）。总体趋势为，年龄越大的尘肺病患者症状管理水平越低。

四、婚姻状况与患者症状管理水平

离异/丧偶的尘肺病患者症状管理水平测评分数最高，为 18.47±5.84，其次为未婚的尘肺病患者，而已婚的尘肺病患者症状管理水平测评分数最低，为 17.71±5.41。经检验，婚姻状况不同的尘肺病患者症状管理水平并无统计学差异（$F=0.428$，$P=0.652$）。

五、文化水平与患者症状管理水平

文化水平越高的尘肺病患者症状管理水平测评分数越高。其中，初中及以下文化水平的尘肺病患者症状管理水平测评分数最低，为 15.79±4.84，而大专及以上文化水平的尘肺病患者症状管理水平测评分数最高，为 24.03±5.72。经检验，文化水平不同的尘肺病患者症状管理水平也不同，差异有统计学意义（$F=65.107$，$P=0.000$）。总体趋势为，文化水平越高的尘肺病患者症状管理水平也越高。

六、患者收入与症状管理水平

月收入在 6000 元以上的尘肺病患者症状管理水平测评分数最高，为 17.90±5.63，其次为 3000 元以下月收入的尘肺病患者，而 3000－5999 元月收入的尘肺病患者症状管理水平测评分数最低，为 17.77±5.54。经检验，收入水平不同的尘肺病患者症状管理水平并无统计学差异（$F=0.027$，$P=0.973$）。

七、就诊地点与患者症状管理水平

就诊地点为门诊的尘肺病患者症状管理水平测评分数较低，为 17.10±5.83，而就诊地点为住院的尘肺病患者症状管理水平测评分数相对较高，为 18.25±5.37。经检验，住院与就诊两种就诊地点的尘肺病患者，症状管理水平也不同，前者高于后者，差异有统计学意义（$t=2.186$，$P=0.029$）。

八、督导与患者症状管理水平

患病期间有人对其进行督导的尘肺病患者，症状管理水平测评分数相对较高，为19.75±5.61，而无人督导的尘肺病患者症状管理水平测评分数则较低，为16.65±5.20。经检验，有人督导与无人督导的尘肺病患者，症状管理水平不同，前者高于后者，差异有统计学意义（$t=6.133$，$P=0.000$）。

九、健康教育与患者症状管理水平

有人对其进行健康教育的尘肺病患者，症状管理水平测评分数相对较高，为21.12±5.20，而未接受过健康教育的尘肺病患者症状管理水平测评分数则较低，为16.39±5.09。经检验，接受过健康教育与未接受过健康教育的尘肺病患者，症状管理水平不同，前者高于后者，差异有统计学意义（$t=9.332$，$P=0.000$）。

十、尘肺类型与患者症状管理水平

硅肺患者症状管理水平测评分数较低，为17.44±5.37，而其他尘肺病患者症状管理水平测评分数则相对较高，为18.26±5.75。但检验结果显示，尘肺类型不同的患者症状管理水平并无统计学差异（$t=1.601$，$P=0.110$）。

十一、尘肺分期与患者症状管理水平

症状越严重的尘肺病患者症状管理水平测评分数越低。其中，一期尘肺病患者症状管理水平测评分数最高，为19.84±5.17，而三期尘肺病患者症状管理水平测评分数最低，为13.31±4.08。经检验，分期不同的尘肺病患者症状管理水平也不同，差异有统计学意义（$F=52.089$，$P=0.000$）。总体趋势为症状越严重的尘肺病患者症状管理水平越低。

十二、报销方式与患者症状管理水平

医疗费用完全自费的尘肺病患者症状管理水平测评分数相对较高，为18.55±5.80，其次为医疗费用完全报销的尘肺病患者，而部分报销的尘肺病患者症状管理水平测评分数最低，为17.59±5.46。经检验，报销方式不同的尘肺病患者症状管理水平并无统计学差异（$F=0.503$，$P=0.605$）。

十三、并发症与患者症状管理水平

有并发症与无并发症的尘肺病患者症状管理水平基本相同，测评分数均为

17.83±5.57，检验结果显示，二者差异并无统计学意义（$t=0.003$，$P=0.998$）。

十四、病程与患者症状管理水平

病程一般的尘肺病患者症状管理水平测评分数相对较高，为21.11±5.49，其次为病程较长的尘肺病患者，而病程较短的尘肺病患者症状管理水平测评分数相对较高，为14.16±4.96。检验结果显示，病程长短不同的尘肺病患者症状管理水平也不同，差异有统计学意义（$F=50.834$，$P=0.000$）。

综上所述，单因素分析结果显示，与尘肺病患者症状管理水平相关的因素有8个，分别为患者性别、年龄、文化水平、就诊地点、督导、健康教育、尘肺分期及病程长短。

第三节　症状管理水平多因素分析

一、回归模型的构建

由于尘肺病患者症状管理水平高低的划分尚无金标准，本研究遵循3∶7的原则，即高水平所占比例为30%，而低水平所占比例为70%。故以量表分数22为界值，高于22者为症状管理水平高，否则为症状管理水平低。以尘肺病患者症状管理水平为因变量，以单因素分析中有统计学意义的8个指标为自变量，建立二分类logistic回归模型。详见表4-3。

表4-3　logistic回归模型的变量及赋值

变量	赋值
因变量（管理水平）	0＝水平低；1＝水平高
性别	1＝男性；2＝女性
文化水平	1＝初中及以下；2＝高中；3＝大专及以上
年龄	1＝35岁以下；2＝35～49岁；3＝50～64岁；4＝65岁及以上
尘肺分期	1＝一期；2＝二期；3＝三期
健康教育	1＝接受；2＝未接受
督导与否	1＝有人督导；2＝无人督导
就诊地点	1＝门诊；2＝住院
病程长短	1＝较短；2＝一般；3＝较长

二、回归结果分析

分析结果显示，与尘肺病患者症状管理水平相关的因素有 3 个，分别为：文化水平、尘肺分期及健康教育，详见表 4-4。

表 4-4　尘肺病患者症状管理水平多因素分析结果

变量	*B*	wald	Sig.	*OR*	95%CI	
					下限	上限
文化水平		11.508	0.003			
初中及以下	−1.942	11.480	0.001	0.143	0.047	0.441
高中	−1.444	7.422	0.006	0.236	0.084	0.667
患者年龄		4.266	0.234			
0～34 岁	0.308	0.449	0.503	1.361	0.552	3.356
35～49 岁	0.247	0.329	0.566	1.280	0.551	2.973
50～64 岁	−0.292	0.446	0.504	0.747	0.317	1.760
男性	−0.507	2.297	0.130	0.603	0.313	1.160
尘肺分期		8.372	0.015			
一期	1.788	5.262	0.022	5.978	1.297	27.552
二期	1.079	1.868	0.172	2.941	0.626	13.808
健康教育	0.703	5.493	0.019	2.020	1.122	3.635
有人督导	0.024	0.007	0.931	1.024	0.591	1.774
门诊	0.122	0.249	0.618	1.130	0.700	1.825
病程长短		1.858	0.395			
较短	−0.466	1.260	0.262	0.628	0.279	1.415
一般	0.147	0.244	0.622	1.158	0.646	2.076
常数	−0.618	0.363	0.547	0.539		

(一)患者文化水平与症状管理水平

与大专及以上文化水平的尘肺病患者相比，初中及以下文化水平的尘肺病患者症状管理水平较低，差异有统计学意义($OR=0.143$，$P=0.001$)，其次为高中文化水平的尘肺病患者，差异有统计学意义($OR=0.236$，$P=0.006$)。说明文化水平越低的尘肺病患者症状管理水平越低。

（二）尘肺分期与症状管理水平

与处于三期的尘肺病患者相比，一期的尘肺病患者症状管理水平较高，差异有统计学意义（$OR=5.978$，$P=0.022$）。说明一期的尘肺病患者症状管理水平最高。

（三）健康教育与症状管理水平

与未接受过健康教育的尘肺病患者相比，接受过健康教育的尘肺病患者症状管理水平相对较高，差异有统计学意义（$OR=2.020$，$P=0.019$）。说明健康教育可以有效提高尘肺病患者的症状管理水平。

综上所述，本章对尘肺病患者症状管理的总体水平进行了分析，分析结果显示，尘肺病患者的症状管理水平较低。在此基础上，笔者确定了与尘肺病患者症状管理水平相关的因素：文化水平、尘肺分期及健康教育。

第五章　疾病知识管理水平分析

第一节　疾病知识管理情况描述

尘肺病患者疾病知识管理水平通过本研究制定的量表来测评，包括3个条目，分别为：关注药物的副作用、效果、剂量，通过各种方式学习尘肺病相关知识，与其他尘肺患者交流疾病相关知识。每个条目1～5分，因此，疾病知识管理维度总分值为15分，而调查结果显示，尘肺病患者疾病知识管理水平测评分数为8.67±1.88，说明尘肺病患者疾病知识管理水平总体偏低。

一、条目一测评情况

条目"关注药物的副作用、效果、剂量"的测评分数为2.89±1.06，总体水平较低。仅3.5%的患者总是对药物的副作用、效果及剂量进行关注，34.4%的患者经常关注，而41.3%的患者几乎不关注药物的副作用、效果及剂量，甚至有5.6%的患者从不对这些知识进行关注。详见表5-1。

表5-1　疾病知识管理维度各条目得分情况

条目	各分值被选择频率(%)					平均值
	1分	2分	3分	4分	5分	
B_1	5.6	41.3	15.2	34.4	3.5	2.89±1.06
B_2	5.2	39.6	15.0	37.1	3.1	2.93±1.05
B_3	5.4	42.7	15.2	35.4	1.3	2.84±1.01

二、条目二测评情况

条目"通过各种方式学习尘肺病相关知识"的测评分数为2.93±1.05，总体水平较低。仅3.1%的患者总是通过各种方式学习尘肺病相关知识，37.1%的患者经常通过各种方式学习尘肺病相关知识，而39.6%的患者几乎不学习相关知识，甚至有5.2%的患者从不学习相关知识。

三、条目三测评情况

条目“与其他尘肺患者交流疾病相关知识”的测评分数为2.84±1.01，总体水平较低。仅1.3%的患者总是与其他尘肺患者交流疾病相关知识，而42.7%的患者几乎不与其他尘肺患者交流疾病相关知识。

第二节　疾病知识管理水平单因素分析

一、性别与患者疾病知识管理水平

女性尘肺病患者疾病知识管理水平相对较高，测评分数为8.95±2.50，而男性尘肺病患者疾病知识管理水平则较低，测评分数为8.62±1.77。经检验，性别不同的尘肺病患者疾病知识管理水平无统计学差异（$t=1.018$，$P=0.312$）。详见表5-2。

表5-2　　尘肺病患者疾病知识管理水平的单因素分析结果

项目	人数	分值	t/F 检验	P 值
性别			1.018	0.312
男性	416	8.62±1.77		
女性	64	8.95±2.50		
户口类型			1.541	0.124
城镇户口	227	8.81±1.74		
农村户口	253	8.54±1.99		
患者年龄			9.043	0.000
0～34岁	70	9.69±2.24		
35～49岁	114	8.46±1.70		
50～64岁	220	8.59±1.68		
65岁及以上	76	8.26±2.05		
婚姻状况			1.128	0.324
未婚	111	8.90±1.73		

续表

项目	人数	分值	t/F 检验	P 值
已婚	316	8.60±1.89		
离异/丧偶	53	8.57±2.12		
文化水平			18.311	0.000
初中及以下	278	8.33±1.73		
高中	170	8.93±1.71		
大专及以上	32	10.22±2.87		
患者月收入			0.956	0.385
0～2999 元	96	8.76±1.75		
3000～5999 元	233	8.55±1.91		
6000 元及以上	151	8.79±1.91		
就诊地点			0.487	0.626
门诊	175	8.61±1.97		
住院	305	8.70±1.83		
督导与否			6.841	0.000
督导	182	9.38±1.79		
无人督导	298	8.23±1.80		
健康教育			5.992	0.000
接受	146	9.42±1.86		
未接受	334	8.34±1.80		
尘肺类型			1.151	0.250
硅肺	253	8.57±1.87		
其他尘肺	227	8.77±1.89		
尘肺分期			16.777	0.000
一期	270	9.02±1.75		
二期	174	8.39±1.90		
三期	36	7.33±2.00		
报销方式			4.846	0.008
完全报销	267	8.87±1.86		

续表

项目	人数	分值	t/F 检验	P 值
部分报销	173	8.50±1.77		
不报销	40	8.00±2.24		
并发症			0.304	0.761
有	375	8.65±1.76		
无	105	8.72±2.28		
病程长短			30.739	0.000
较短	106	7.62±1.95		
一般	109	9.50±1.90		
较长	265	8.74±1.64		

二、户口类型与患者疾病知识管理水平

城镇户口的尘肺病患者疾病知识管理水平相对较高，测评分数为 8.81±1.74，而农村户口的尘肺病患者疾病知识管理水平则较低，测评分数为 8.54±1.99。但检验结果显示，户口类型不同的尘肺病患者疾病知识管理水平并无统计学差异（$t=1.541$，$P=0.124$）。

三、年龄与患者疾病知识管理水平

35 岁以下的尘肺病患者疾病知识管理水平测评分数最高，为 9.69±2.24，其次为 50—64 岁的尘肺病患者，而 65 岁及以上的尘肺病患者疾病知识管理水平测评分数最低，为 8.26±2.05。经检验，不同年龄组的尘肺病患者疾病知识管理水平也不同，差异有统计学意义（$F=9.043$，$P=0.000$）。总体趋势为，年龄越大的尘肺病患者疾病知识管理水平越低。

四、婚姻状况与患者疾病知识管理水平

未婚的尘肺病患者疾病知识管理水平测评分数最高，为 8.90±1.73，其次为已婚的尘肺病患者，而离异/丧偶的尘肺病患者疾病知识管理水平测评分数最低，为 8.57±2.12。经检验，婚姻状况不同的尘肺病患者疾病知识管理水平并无统计学差异（$F=1.128$，$P=0.324$）。

五、文化水平与患者疾病知识管理水平

文化水平越高的尘肺病患者疾病知识管理水平测评分数越高。其中，初中

及以下文化水平的尘肺病患者疾病知识管理水平测评分数最低，为 8.33±1.73，而大专及以上文化水平的尘肺病患者疾病知识管理水平测评分数最高，为 10.22±2.87。经检验，文化水平不同的尘肺病患者疾病知识管理水平也不同，差异有统计学意义（$F=18.311$，$P=0.000$）。总体趋势为，文化水平越高的尘肺病患者疾病知识管理水平也越高。

六、患者收入与疾病知识管理水平

月收入在 6000 元以上的尘肺病患者疾病知识管理水平测评分数最高，为 8.79±1.91，其次为 3000 元以下月收入的尘肺病患者，而 3000～5999 元月收入的尘肺病患者疾病知识管理水平测评分数最低，为 8.55±1.91。经检验，收入水平不同的尘肺病患者疾病知识管理水平并无统计学差异（$F=0.956$，$P=0.385$）。

七、就诊地点与患者疾病知识管理水平

就诊地点为门诊的尘肺病患者疾病知识管理水平测评分数较低，为 8.61±1.97，而就诊地点为住院的尘肺病患者疾病知识管理水平测评分数相对较高，为 8.70±1.83。经检验，住院与就诊两种就诊地点的尘肺病患者，疾病知识管理水平并无统计学差异（$t=0.487$，$P=0.626$）。

八、督导与患者疾病知识管理水平

患病期间有人对其进行督导的尘肺病患者，疾病知识管理水平测评分数相对较高，为 9.38±1.79，而无人督导的尘肺病患者疾病知识管理水平测评分数则较低，为 8.23±1.80。经检验，有人督导与无人督导的尘肺病患者，疾病知识管理水平不同，前者高于后者，差异有统计学意义（$t=6.841$，$P=0.000$）。

九、健康教育与患者疾病知识管理水平

有人对其进行健康教育的尘肺病患者，疾病知识管理水平测评分数相对较高，为 9.42±1.86，而未接受过健康教育的尘肺病患者疾病知识管理水平测评分数则较低，为 8.34±1.80。经检验，接受过健康教育与未接受过健康教育的尘肺病患者，疾病知识管理水平不同，前者高于后者，差异有统计学意义（$t=5.992$，$P=0.000$）。

十、尘肺类型与患者疾病知识管理水平

硅肺患者疾病知识管理水平测评分数较低，为 8.57±1.87，而其他尘肺病患者疾病知识管理水平测评分数则相对较高，为 8.77±1.89。但检验结果显

示，尘肺类型不同的患者疾病知识管理水平并无统计学差异（$t=1.151$，$P=0.250$）。

十一、尘肺分期与患者疾病知识管理水平

症状越严重的尘肺病患者疾病知识管理水平测评分数越低。其中，一期尘肺病患者疾病知识管理水平测评分数最高，为 9.02±1.75，而三期尘肺病患者疾病知识管理水平测评分数最低，为 7.33±2.00。经检验，分期不同的尘肺病患者疾病知识管理水平也不同，差异有统计学意义（$F=16.777$，$P=0.000$）。总体趋势为症状越严重的尘肺病患者疾病知识管理水平越低。

十二、报销方式与患者疾病知识管理水平

医疗费用完全报销的尘肺病患者疾病知识管理水平测评分数相对较高，为 8.87±1.86，其次为医疗费用部分报销的尘肺病患者，而完全自费的尘肺病患者疾病知识管理水平测评分数最低，为 8.00±2.24。经检验，报销方式不同的尘肺病患者疾病知识管理水平差异有统计学意义（$F=4.846$，$P=0.008$）。

十三、并发症与患者疾病知识管理水平

有并发症的尘肺病患者疾病知识管理水平较低，测评分数为 8.65±1.76，而无并发症的尘肺病患者疾病知识管理水平相对较高，测评分数为 8.72±2.28。但检验结果显示，二者差异并无统计学意义（$t=0.304$，$P=0.761$）。

十四、病程与患者疾病知识管理水平

病程一般的尘肺病患者疾病知识管理水平相对较高，测评分数为 9.50±1.90，其次为病程较长的患者，而病程较短的患者需求最低，差异有统计学意义（$F=30.739$，$P=0.000$）。

第三节　疾病知识管理水平多因素分析

一、回归模型的构建

由于尘肺病患者疾病知识管理水平高低的划分尚无金标准，本研究遵循 3∶7的原则，即高水平所占比例为 30%，而低水平所占比例为 70%。故以量表分数 9 为界值，高于 9 者为疾病知识管理水平高，否则为疾病知识管理水平低。以尘肺病患者疾病知识管理水平为因变量，以单因素分析中有统计学意义的 7 个指标为自变量，建立二分类 logistic 回归模型。详见表 5-3。

表 5-3　　logistic 回归模型的变量及赋值

变量	赋值
因变量(管理水平)	0=水平低;1=水平高
文化水平	1=初中及以下;2=高中;3=大专及以上
年龄	1=35 岁以下;2=35～49 岁;3=50～64 岁;4=65 岁及以上
尘肺分期	1=一期;2=二期;3=三期
报销方式	1=完全报销;2=部分报销;3=自费
健康教育	1=接受;2=未接受
督导与否	1=有人督导;2=无人督导
病程长短	1=较短;2=一般;3=较长

二、回归结果分析

分析结果显示,与尘肺病患者疾病知识管理水平相关的因素有 2 个,分别为:督导及病程长短。详见表 5-4。

表 5-4　　尘肺病患者疾病知识管理水平多因素分析结果

变量	*B*	wald	Sig.	*OR*	95%CI	
					下限	上限
文化水平		2.874	0.238			
初中及以下	−0.855	2.842	0.092	0.425	0.157	1.149
高中	−0.663	2.138	0.144	0.515	0.212	1.253
患者年龄		5.983	0.112			
0～34 岁	0.451	1.263	0.261	1.569	0.715	3.443
35～49 岁	−0.315	0.668	0.414	0.730	0.343	1.552
50～64 岁	−0.333	0.790	0.374	0.717	0.344	1.494
尘肺分期		3.068	0.216			
一期	0.926	2.468	0.116	2.524	0.795	8.013
二期	1.021	3.066	0.080	2.777	0.885	8.712
报销方式		0.641	0.726			
完全报销	0.329	0.623	0.430	1.390	0.614	3.146
部分报销	0.311	0.546	0.460	1.364	0.598	3.110

续表

变量	B	wald	Sig.	OR	95%CI	
					下限	上限
健康教育	−0.369	1.545	0.214	0.691	0.386	1.237
有人督导	0.778	9.289	0.002	2.177	1.320	3.589
病程长短		11.318	0.003			
较短	−1.100	8.973	0.003	0.333	0.162	0.684
一般	0.213	0.580	0.446	1.237	0.715	2.140
常数	−1.025	1.291	0.256	0.359		

(一)督导与疾病知识管理水平

与无人督导的尘肺病患者相比，有人督导的尘肺病患者疾病知识管理水平相对较高，差异有统计学意义(OR=2.177，P=0.002)。

(二)病程长短与疾病知识管理水平

与病程较长的尘肺病患者相比，病程较短的尘肺病患者疾病知识管理水平较低，差异有统计学意义(OR=0.333，P=0.003)。

第六章　不良嗜好管理水平分析

第一节　不良嗜好管理情况描述

尘肺病患者不良嗜好管理水平通过本研究制定的量表来测评，包括 3 个条目，分别为：严格执行戒烟的规定、严格执行限酒的规定、饮食时严格执行限盐的规定。每个条目 1～5 分，因此，不良嗜好管理维度总分值为 15 分。而调查结果显示，尘肺病患者不良嗜好管理水平测评分数为 8.62±1.86，说明尘肺病患者不良嗜好管理水平总体偏低。

一、条目一测评情况

条目“严格执行戒烟的规定”的测评分数为 2.87±0.99，总体水平较低。仅 1.0％的尘肺病患者严格执行戒烟的规定，而 42.3％的患者几乎不执行戒烟的规定，甚至有 4.4％的患者从不执行戒烟的规定。详见表 6-1。

表 6-1　　疾病知识管理维度各条目得分情况

条目	各分值被选择频率(％)					平均值
	1 分	2 分	3 分	4 分	5 分	
C_1	4.4	42.3	16.5	35.8	1.0	2.87±0.99
C_2	5.4	42.1	15.2	36.0	1.3	2.86±1.01
C_3	6.9	37.9	14.8	39.6	0.8	2.90±1.04

二、条目二测评情况

条目“严格执行限酒的规定”的测评分数为 2.86±1.01，总体水平较低。仅 1.3％的尘肺病患者严格执行限酒的规定，而 42.1％的患者几乎不执行限酒的规定，甚至有5.4%的患者从不执行限酒的规定。

三、条目三测评情况

条目“饮食时严格执行限盐的规定”的测评分数为2.90±1.04，总体水平较低。仅0.8%的尘肺病患者严格执行限盐的规定，而37.9%的患者几乎不执行限盐的规定，甚至有6.9%的患者从不执行限盐的规定。

第二节　不良嗜好管理水平单因素分析

一、性别与患者不良嗜好管理水平

男性尘肺病患者不良嗜好管理水平相对较高，测评分数为8.64±1.77，而女性尘肺病患者不良嗜好管理水平则较低，测评分数为8.48±2.40。但检验结果显示，性别不同的尘肺病患者不良嗜好管理水平无统计学差异(t=0.505，P=0.615)。详见表6-2。

表6-2　尘肺病患者不良嗜好管理水平的单因素分析结果

项目	人数	分值	t/F检验	P值
性别			0.505	0.615
男性	416	8.64±1.77		
女性	64	8.48±2.40		
户口类型			0.291	0.771
城镇户口	227	8.59±1.84		
农村户口	253	8.64±1.88		
患者年龄			2.631	0.049
0～34岁	70	8.47±2.37		
35～49岁	114	8.71±1.78		
50～64岁	220	8.79±1.73		
65岁及以上	76	8.13±1.75		
婚姻状况			1.484	0.228
未婚	111	8.53±1.77		
已婚	316	8.71±1.89		
离异/丧偶	53	8.26±1.83		

续表

项目	人数	分值	t/F 检验	P 值
文化水平			1.661	0.191
初中及以下	278	8.50±1.71		
高中	170	8.83±1.71		
大专及以上	32	8.53±3.34		
患者月收入			1.378	0.253
0～2999 元	96	8.50±1.71		
3000～5999 元	233	8.54±1.85		
6000 元及以上	151	8.83±1.96		
就诊地点			1.667	0.096
门诊	175	8.43±1.93		
住院	305	8.73±1.82		
督导与否			2.869	0.004
督导	182	8.95±2.07		
无人督导	298	8.42±1.70		
健康教育			1.291	0.198
接受	146	8.80±2.15		
未接受	334	8.54±1.72		
尘肺类型			1.282	0.201
硅肺	253	8.52±1.84		
其他尘肺	227	8.74±1.88		
尘肺分期			2.272	0.104
一期	270	8.75±1.90		
二期	174	8.52±1.77		
三期	36	8.11±1.95		
报销方式			3.829	0.022
完全报销	267	8.67±1.84		
部分报销	173	8.72±1.90		
不报销	40	7.85±1.72		

续表

项目	人数	分值	t/F 检验	P 值
并发症			0.189	0.850
无	105	8.59±2.08		
有	375	8.63±1.80		
病程长短			7.555	0.001
较短	106	8.02±1.80		
一般	109	8.69±2.21		
较长	265	8.83±1.67		

二、户口类型与患者不良嗜好管理水平

农村户口的尘肺病患者不良嗜好管理水平相对较高，测评分数为 8.64±1.88，而城镇户口的尘肺病患者不良嗜好管理水平则较低，测评分数为 8.59±1.84。但检验结果显示，户口类型不同的尘肺病患者不良嗜好管理水平并无统计学差异(t=0.291，P=0.771)。

三、年龄与患者不良嗜好管理水平

50～64 岁的尘肺病患者不良嗜好管理水平测评分数最高，为 8.79±1.73，其次为 35～49 岁的尘肺病患者，而 65 岁及以上的尘肺病患者不良嗜好管理水平测评分数最低，为 8.13±1.75。经检验，不同年龄组的尘肺病患者不良嗜好管理水平也不同，差异有统计学意义(F=2.631，P=0.049)。

四、婚姻状况与患者不良嗜好管理水平

已婚的尘肺病患者不良嗜好管理水平测评分数最高，为 8.71±1.89，其次为未婚的尘肺病患者，而离异/丧偶的尘肺病患者不良嗜好管理水平测评分数最低，为 8.26±1.83。经检验，婚姻状况不同的尘肺病患者不良嗜好管理水平并无统计学差异(F=1.484，P=0.228)。

五、文化水平与患者不良嗜好管理水平

高中文化水平的尘肺病患者不良嗜好管理水平测评分数最高，为 8.83±1.71，其次为大专及以上文化水平的患者，而初中及以下文化水平的尘肺病患者不良嗜好管理水平测评分数最低，为 8.50±1.71。但检验结果显示，文化水平不同的尘肺病患者不良嗜好管理水平并无统计学差异(F=1.661，P=

0.191）。

六、患者收入与不良嗜好管理水平

月收入在6000元以上的尘肺病患者不良嗜好管理水平测评分数最高，为8.83±1.96，其次为3000～5999元月收入的尘肺病患者，而3000元以下月收入的尘肺病患者不良嗜好管理水平测评分数最低，为8.50±1.71。但检验结果显示，收入水平不同的尘肺病患者不良嗜好管理水平并无统计学差异（$F=1.378$，$P=0.253$）。

七、就诊地点与患者不良嗜好管理水平

就诊地点为门诊的尘肺病患者不良嗜好管理水平测评分数较低，为8.43±1.93，而就诊地点为住院的尘肺病患者不良嗜好管理水平测评分数相对较高，为8.73±1.82。经检验，住院与就诊两种就诊地点的尘肺病患者，不良嗜好管理水平并无统计学差异（$t=1.667$，$P=0.096$）。

八、督导与患者不良嗜好管理水平

患病期间有人对其进行督导的尘肺病患者，不良嗜好管理水平测评分数相对较高，为8.95±2.07，而无人督导的尘肺病患者不良嗜好管理水平测评分数则较低，为8.42±1.70。经检验，有人督导与无人督导的尘肺病患者，不良嗜好管理水平不同，前者高于后者，差异有统计学意义（$t=2.869$，$P=0.004$）。

九、健康教育与患者不良嗜好管理水平

有人对其进行健康教育的尘肺病患者，不良嗜好管理水平测评分数相对较高，为8.80±2.15，而未接受过健康教育的尘肺病患者不良嗜好管理水平测评分数则较低，为8.54±1.72。但检验结果显示，接受过健康教育与未接受过健康教育的尘肺病患者，不良嗜好管理水平并无统计学差异（$t=1.291$，$P=0.198$）。

十、尘肺类型与患者不良嗜好管理水平

硅肺患者不良嗜好管理水平测评分数较低，为8.52±1.84，而其他尘肺病患者不良嗜好管理水平测评分数则相对较高，为8.74±1.88。但检验结果显示，尘肺类型不同的患者不良嗜好管理水平并无统计学差异（$t=1.282$，$P=0.201$）。

十一、尘肺分期与患者不良嗜好管理水平

症状越严重的尘肺病患者不良嗜好管理水平测评分数越低。其中，一期尘

肺病患者不良嗜好管理水平测评分数最高，为 8.75±1.90，而三期尘肺病患者不良嗜好管理水平测评分数最低，为 8.11±1.95。但检验结果显示，分期不同的尘肺病患者不良嗜好管理水平并无统计学差异（$F=2.272$，$P=0.104$）。

十二、报销方式与患者不良嗜好管理水平

医疗费用部分报销的尘肺病患者不良嗜好管理水平测评分数相对较高，为 8.72±1.90，其次为医疗费用完全报销的尘肺病患者，而完全自费的尘肺病患者不良嗜好管理水平测评分数最低，为 7.85±1.72。经检验，报销方式不同的尘肺病患者不良嗜好管理水平也不同，差异有统计学意义（$F=3.829$，$P=0.022$）。

十三、并发症与患者不良嗜好管理水平

有并发症的尘肺病患者不良嗜好管理水平相对较高，测评分数为 8.63±1.80，而无并发症的尘肺病患者不良嗜好管理水平较低，测评分数为 8.59±2.08。但检验结果显示，二者差异并无统计学意义（$t=0.189$，$P=0.850$）。

十四、病程与患者不良嗜好管理水平

病程越长的尘肺病患者不良嗜好管理水平就越高。经检验，病程不同的尘肺病患者不良嗜好管理水平也不同，差异有统计学意义（$F=7.555$，$P=0.001$）。

综上所述，单因素分析结果显示，与尘肺病患者不良嗜好管理水平相关的因素为年龄、报销方式、督导及病程长短。

第三节　不良嗜好管理水平多因素分析

一、回归模型的构建

由于尘肺病患者不良嗜好管理水平高低的划分尚无金标准，本研究以量表分数 9 为界值，高于 9 者为自我管理水平高，否则为自我管理水平低。以尘肺病患者不良嗜好管理水平为因变量，以单因素分析中有统计学意义的 4 个指标为自变量，建立二分类 logistic 回归模型。详见表 6-3。

表 6-3　　logistic 回归模型的变量及赋值

变量	赋值
因变量(管理水平)	0=水平低;1=水平高
年龄	1=35 岁以下;2=35～49 岁;3=50～64 岁;4=65 岁及以上
报销方式	1=完全报销;2=部分报销;3=自费
督导与否	1=有人督导;2=无人督导
病程长短	1=较短;2=一般;3=较长

二、回归结果分析

分析结果显示,与尘肺病患者不良嗜好管理水平相关的因素有 3 个,分别为:年龄、报销方式及病程长短。详见表 6-4。

表 6-4　　尘肺病患者不良嗜好管理水平多因素分析结果

变量	*B*	wald	Sig.	*OR*	95%CI	
					下限	上限
患者年龄		7.431	0.059			
0～34 岁	0.010	0.001	0.981	1.010	0.446	2.289
35～49 岁	0.657	3.174	0.075	1.929	0.936	3.974
50～64 岁	0.710	3.860	0.049	2.033	1.002	4.128
报销方式		6.441	0.040			
完全报销	1.075	5.706	0.017	2.931	1.213	7.081
部分报销	1.136	6.313	0.012	3.115	1.284	7.556
有人督导	0.378	3.020	0.082	1.460	0.953	2.236
病程长短		7.034	0.030			
较短	−0.752	5.749	0.016	0.471	0.255	0.872
一般	0.094	0.129	0.720	1.099	0.657	1.839
常数	−2.183	16.048	0.000	0.113		

(一)年龄与不良嗜好管理水平

与 65 岁及以上的尘肺病患者相比,50～64 岁的尘肺病患者不良嗜好管理水平相对较高,差异有统计学意义($OR=2.033$,$P=0.049$)。说明在不同年龄组的尘肺病患者中,50～64 岁的尘肺病患者不良嗜好管理水平最高。

（二）报销方式与不良嗜好管理水平

与医疗费用完全自费的尘肺病患者相比，完全报销与部分报销的尘肺病患者不良嗜好管理水平相对较高，差异均有统计学意义。分析结果显示，二者的OR值分别为2.931和3.115。说明医疗费用部分报销的尘肺病患者不良嗜好管理水平最高，其次为医疗费用全部报销的尘肺病患者，而医疗费用全部自费的尘肺病患者不良嗜好管理水平最低。

（三）病程长短与不良嗜好管理水平

与对照组即病程较长的尘肺病患者相比，病程较短的尘肺病患者不良嗜好管理水平较低，差异有统计学意义（$OR=0.471$，$P=0.016$）。

调查结果显示，尘肺病患者对不良嗜好的管理水平较低，单因素分析及多因素分析显示，与尘肺病患者不良嗜好管理水平相关的因素有3个，分别为：年龄、报销方式及病程长短。

第七章　依从性管理水平分析

第一节　依从性管理情况描述

尘肺病患者依从性管理水平通过本研究制定的量表来测评，包括 6 个条目，分别为：自觉遵医嘱按时按量服药（D_1），按照规定定期复查（D_2），避免粉尘、烟雾和其他有害气体的吸入（D_3），避免过度劳累（D_4），流感期间避免去公共场所（D_5），避免吃过冷、硬、油腻及辛辣刺激性食品（D_6）。每个条目 1～5 分，因此，依从性管理维度总分值为 30 分。而调查结果显示，尘肺病患者依从性管理水平测评分数为 17.65±3.37，说明尘肺病患者依从性管理水平总体偏低。

一、条目一测评情况

条目“自觉遵医嘱按时按量服药”的测评分数为 2.91±1.01，总体水平偏低。仅 1.5%的尘肺病患者总是遵照医嘱按时按量服药，而 40.4%的尘肺病患者基本不遵照医嘱按时按量服药，甚至有 4.6%的尘肺病患者从不遵照医嘱按时按量服药。详见表 7-1。

表 7-1　　依从性管理维度各条目得分情况

条目	各分值被选择频率(%)					平均值
	1分	2分	3分	4分	5分	
D_1	4.6	40.4	16.0	37.5	1.5	2.91±1.01
D_2	5.4	42.3	15.6	33.1	3.5	2.87±1.05
D_3	2.3	40.0	15.6	39.0	3.1	3.01±1.00
D_4	4.8	38.8	13.8	39.6	3.1	2.98±1.05
D_5	2.1	40.2	16.7	37.9	3.1	3.00±1.00
D_6	5.0	40.8	17.3	33.8	3.1	2.89±1.03

二、条目二测评情况

条目“按照规定定期复查”的测评分数为 2.87±1.05，总体水平偏低。仅 3.5％的尘肺病患者总是按照规定定期复查，而 42.3％的尘肺病患者几乎不按照规定定期复查，甚至有 5.4％的尘肺病患者从不按照规定定期复查。

三、条目三测评情况

条目“避免粉尘、烟雾和其他有害气体的吸入”的测评分数为 3.01±1.00，总体水平偏低。仅 3.1％的尘肺病患者总是能够避免粉尘、烟雾和其他有害气体的吸入，而 40.0％的尘肺病患者几乎不会刻意避免粉尘、烟雾和其他有害气体的吸入，甚至有 2.3％的尘肺病患者从不设法避免粉尘、烟雾和其他有害气体的吸入。

四、条目四测评情况

条目“避免过度劳累”的测评分数为 2.98±1.05，总体水平较低。仅 3.1％的尘肺病患者总是能做到避免过度劳累，而 38.8％的尘肺病患者几乎不能做到避免过度劳累，甚至有 4.8％的尘肺病患者总是做不到避免过度劳累。

五、条目五测评情况

条目“流感期间避免去公共场所”的测评分数为 3.00±1.00，总体水平较低。仅 3.1％的尘肺病患者总是能做到避免在流感期间去公共场所，而 40.2％的尘肺病患者几乎不能做到避免在流感期间去公共场所，甚至有 2.1％的尘肺病患者从来做不到避免在流感期间去公共场所。

六、条目六测评情况

条目“避免吃过冷、硬、油腻及辛辣刺激性食品”的测评分数为 2.89±1.03，总体水平较低。仅 3.1％的尘肺病患者总是能做到不吃过冷、硬、油腻及辛辣刺激性食品，而 40.8％的尘肺病患者几乎做不到不吃过冷、硬、油腻及辛辣刺激性食品，甚至有 5.0％的尘肺病患者总是做不到不吃过冷、硬、油腻及辛辣刺激性食品。

第二节　依从性管理水平单因素分析

一、性别与患者依从性管理水平

女性尘肺病患者依从性管理水平相对较高，测评分数为 18.39±4.67，而男性尘肺病患者依从性管理水平则较低，测评分数为17.54±3.11。但检验结果显示，性别不同的尘肺病患者依从性管理水平无统计学差异（$t=1.416$，$P=0.161$）。详见表7-2。

表7-2　尘肺病患者依从性管理水平的单因素分析结果

项目	人数	分值	t/F 检验	P 值
性别			1.416	0.161
男性	416	17.54±3.11		
女性	64	18.39±4.67		
户口类型			0.340	0.734
城镇户口	227	17.70±3.13		
农村户口	253	17.60±3.57		
患者年龄			14.670	0.000
0～34岁	70	19.61±4.66		
35～49岁	114	17.68±2.86		
50～64岁	220	17.55±2.76		
65岁及以上	76	16.08±3.44		
婚姻状况			0.818	0.442
未婚	111	17.99±3.04		
已婚	316	17.52±3.48		
离异/丧偶	53	17.72±3.34		
文化水平			37.377	0.000
初中及以下	278	16.84±2.82		
高中	170	18.23±3.14		
大专及以上	32	21.59±5.19		
患者月收入			0.002	0.998
0～2999元	96	17.66±3.34		
3000～5999元	233	17.66±3.23		
6000元及以上	151	17.64±3.61		
就诊地点			0.922	0.357
门诊	175	17.46±3.50		

续表

项目	人数	分值	t/F 检验	P 值
住院	305	17.76±3.29		
督导与否			5.638	0.000
督导	182	18.73±3.48		
无人督导	298	16.99±3.12		
健康教育			5.916	0.000
接受	146	19.09±3.73		
未接受	334	17.02±2.99		
尘肺类型			1.890	0.059
硅肺	253	17.38±3.22		
其他尘肺	227	17.96±3.51		
尘肺分期			40.687	0.000
一期	270	18.69±3.10		
二期	174	16.66±3.06		
三期	36	14.64±3.55		
报销方式			2.577	0.077
完全报销	267	17.93±3.37		
部分报销	173	17.42±3.22		
不报销	40	16.80±3.84		
并发症			0.483	0.629
无	105	17.79±3.69		
有	375	17.61±3.28		
病程长短			31.893	0.000
较短	106	15.66±3.49		
一般	109	19.04±4.06		
较长	265	17.88±2.56		

二、户口类型与患者依从性管理水平

城镇户口的尘肺病患者依从性管理水平相对较高，测评分数为17.70±

3.13，而农村户口的尘肺病患者依从性管理水平则较低，测评分数为 17.60±3.57。但检验结果显示，户口类型不同的尘肺病患者依从性管理水平并无统计学差异（$t=0.340$，$P=0.734$）。

三、年龄与患者依从性管理水平

年龄越大的尘肺病患者依从性管理测评分数越低。其中，35 岁以下的尘肺病患者依从性管理水平测评分数最高，为 19.61±4.66，而 65 岁及以上的尘肺病患者依从性管理水平测评分数最低，为 16.08±3.44。经检验，不同年龄组的尘肺病患者依从性管理水平也不同，差异有统计学意义（$F=14.670$，$P=0.000$）。总体趋势为患者年龄越大，依从性越差。

四、婚姻状况与患者依从性管理水平

未婚的尘肺病患者依从性管理水平测评分数最高，为 17.99±3.04，其次为离异/丧偶的尘肺病患者，而已婚的尘肺病患者依从性管理水平测评分数最低，为 17.52±3.48。经检验，婚姻状况不同的尘肺病患者依从性管理水平并无统计学差异（$F=0.818$，$P=0.442$）。

五、文化水平与患者依从性管理水平

文化水平越高的尘肺病患者依从性管理水平测评分数越高。大专及以上文化水平的尘肺病患者依从性管理水平测评分数最高，为 21.59±5.19，而初中及以下文化水平的尘肺病患者依从性管理水平测评分数最低，为 16.84±2.82。检验结果显示，文化水平不同的尘肺病患者依从性管理水平也不同，差异有统计学意义（$F=37.777$，$P=0.000$）。总体趋势为文化水平越高的患者依从性越好。

六、患者收入与依从性管理水平

不同收入水平的尘肺病患者依从性管理测评分数相差无几，检验结果显示，收入水平不同的尘肺病患者依从性管理水平并无统计学差异（$F=0.002$，$P=0.998$）。

七、就诊地点与患者依从性管理水平

就诊地点为门诊的尘肺病患者依从性管理水平测评分数较低，为 17.46±3.50，而就诊地点为住院的尘肺病患者依从性管理水平测评分数相对较高，为 17.76±3.29。经检验，住院与就诊两种就诊地点的尘肺病患者，依从性管理水平并无统计学差异（$t=0.922$，$P=0.357$）。

八、督导与患者依从性管理水平

患病期间有人对其进行督导的尘肺病患者，依从性管理水平测评分数相对较高，为18.73±3.48，而无人督导的尘肺病患者依从性管理水平测评分数则较低，为16.99±3.12。经检验，有人督导与无人督导的尘肺病患者，依从性管理水平不同，前者高于后者，差异有统计学意义（$t=5.638$，$P=0.000$）。

九、健康教育与患者依从性管理水平

有人对其进行健康教育的尘肺病患者，依从性管理水平测评分数相对较高，为19.09±3.73，而未接受过健康教育的尘肺病患者依从性管理水平测评分数则较低，为17.02±2.99。检验结果显示，接受过健康教育与未接受过健康教育的尘肺病患者，依从性管理水平不同，前者高于后者，差异有统计学意义（$t=5.916$，$P=0.000$）。

十、尘肺类型与患者依从性管理水平

硅肺患者依从性管理水平测评分数较低，为17.38±3.22，而其他尘肺病患者依从性管理水平测评分数则相对较高，为17.96±3.51。但检验结果显示，尘肺类型不同的患者依从性管理水平并无统计学差异（$t=1.890$，$P=0.059$）。

十一、尘肺分期与患者依从性管理水平

症状越严重的尘肺病患者依从性管理水平测评分数越低。其中，一期尘肺病患者依从性管理水平测评分数最高，为18.69±3.10，而三期尘肺病患者依从性管理水平测评分数最低，为14.64±3.55。检验结果显示，分期不同的尘肺病患者依从性管理水平也不同，差异有统计学意义（$F=40.687$，$P=0.000$）。

十二、报销方式与患者依从性管理水平

医疗费用完全报销的尘肺病患者依从性管理水平测评分数相对较高，为17.93±3.37，其次为医疗费用部分报销的尘肺病患者，而完全自费的尘肺病患者依从性管理水平测评分数最低，为16.80±3.84。经检验，报销方式不同的尘肺病患者依从性管理水平并无统计学差异（$F=2.577$，$P=0.077$）。

十三、并发症与患者依从性管理水平

无并发症的尘肺病患者依从性管理水平相对较高，测评分数为17.79±3.69，而有并发症的尘肺病患者依从性管理水平较低，测评分数为17.61±3.28。但检验结果显示，二者差异并无统计学意义（$t=0.483$，$P=0.629$）。

十四、并发症与患者依从性管理水平

病程一般的尘肺病患者依从性管理水平相对较高，测评分数为19.04±4.06，其次为病程较长的尘肺病患者，测评分数为17.88±2.56，而病程较短的尘肺病患者依从性管理水平最低，测评分数为15.66±3.49。检验结果显示，病程不同的尘肺病患者依从性管理水平也不同，差异有统计学意义（$F=31.893$，$P=0.000$）。

综上所述，经单因素分析，初步确定与尘肺病患者依从性管理水平相关的因素有6个，分别为：患者年龄、文化水平、尘肺分期、健康教育、督导及病程长短。

第三节　依从性管理水平多因素分析

一、回归模型的构建

由于尘肺病患者依从性管理水平高低的划分尚无金标准，本研究以量表分数19为界值，高于19者为自我管理水平高，否则为自我管理水平低。以尘肺病患者依从性管理水平为因变量，以单因素分析中有统计学意义的6个指标为自变量，建立二分类logistic回归模型。详见表7-3。

表7-3　logistic回归模型的变量及赋值

变量	赋值
因变量(管理水平)	0=水平低；1=水平高
文化水平	1=初中及以下；2=高中；3=大专及以上
年龄	1=35岁以下；2=35～49岁；3=50～64岁；4=65岁及以上
尘肺分期	1=一期；2=二期；3=三期
健康教育	1=接受；2=未接受
督导与否	1=有人督导；2=无人督导
病程长短	1=较短；2=一般；3=较长

二、回归结果分析

分析结果显示，与尘肺病患者依从性管理水平相关的因素有3个，分别为：文化水平、年龄及尘肺分期。详见表7-4。

表 7-4　　　　尘肺病患者依从性管理水平多因素分析结果

变量	B	wald	Sig.	OR	95%CI	
					下限	上限
文化水平		12.845	0.002			
初中及以下	−1.873	12.736	0.000	0.154	0.055	0.430
高中	−1.213	6.972	0.008	0.297	0.121	0.731
患者年龄		8.507	0.037			
0～34 岁	1.362	8.362	0.004	3.905	1.551	9.830
35～49 岁	0.921	3.874	0.049	2.513	1.004	6.290
50～64 岁	1.050	5.120	0.024	2.858	1.151	7.098
尘肺分期		4.878	0.087			
一期	1.632	4.478	0.034	5.113	1.128	23.178
二期	1.321	2.921	0.087	3.747	0.824	17.049
健康教育	−0.264	0.719	0.396	0.768	0.417	1.413
有人督导	−0.081	0.091	0.763	0.922	0.544	1.563
病程长短		1.441	0.487			
较短	−0.103	0.072	0.788	0.902	0.426	1.911
一般	0.319	1.145	0.284	1.375	0.767	2.466
常数	−1.933	3.928	0.047	0.145		

（一）文化水平与依从性管理水平

与大专及以上文化水平的尘肺病患者相比，初中及以下、高中文化水平的尘肺病患者，依从性管理水平相对较高，差异有统计学意义。分析结果显示，二者的 *OR* 值分别为 0.154 和 0.297。说明文化水平越高的尘肺病患者依从性管理水平越高。

（二）年龄与依从性管理水平

与 65 岁及以上的尘肺病患者相比，35 岁以下、35～49 岁及 50～64 岁的尘肺病患者依从性管理水平相对较高，差异有统计学意义。分析结果显示，三者的 *OR* 值分别为 3.905、2.513 和 2.858。说明不同年龄组的尘肺病患者中，35 岁及以下的尘肺病患者依从性管理水平最高，其次为 50～64 岁患者，而 65 岁及以上的患者依从性管理水平最低。

（三）尘肺分期与依从性管理水平

与三期尘肺相比，处于一期的尘肺病患者依从性管理水平相对较高，差异有统计学意义（OR＝5.113，P＝0.034）。

第八章　日常生活管理水平分析

第一节　日常生活管理情况描述

尘肺病患者日常生活管理水平通过本研究制定的量表来测评，包括9个条目，分别为：饮食中增加新鲜蔬菜水果的摄入(E_1)；增加维生素A的摄入(E_2)；增加奶制品、瘦肉、豆制品和其他优质蛋白质的摄入(E_3)；根据身体状况、调节运动(E_4)；进行全身康复锻炼(E_5)；根据天气变化，及时增减衣服，预防感冒(E_6)；天冷时使用保暖设施提高温度(E_7)；经常开窗通风，避免对着风吹(E_8)；培养良好睡眠习惯(E_9)。每个条目1～5分，因此，不良嗜好管理维度总分值为45分，而调查结果显示，尘肺病患者日常生活管理水平测评分数为26.56±4.59，说明尘肺病患者日常生活管理水平总体偏低。

一、条目一测评情况

条目“饮食中增加新鲜蔬菜水果的摄入”的测评分数为2.90±0.99，总体水平较低。仅2.5%的尘肺病患者总是能做到增加新鲜蔬菜水果的摄入，而43.3%的尘肺病患者几乎不会这样做，甚至有2.9%的尘肺病患者从不刻意这样做。详见表8-1。

表8-1　日常生活管理维度各条目得分情况

条目	各分值被选择频率(%)					平均值
	1分	2分	3分	4分	5分	
E_1	2.9	43.3	17.1	34.2	2.5	2.90±0.99
E_2	5.0	39.4	14.8	38.1	2.7	2.94±1.04
E_3	4.8	37.1	19.2	35.8	3.1	3.01±1.00

续表

条目	各分值被选择频率(%)					平均值
	1分	2分	3分	4分	5分	
E_4	3.3	43.1	15.6	35.2	2.7	2.95±1.02
E_5	5.6	37.9	16.3	37.5	2.7	2.91±1.01
E_6	2.5	40.0	18.3	36.5	2.7	2.94±1.04
E_7	3.3	40.8	15.6	37.9	2.3	2.95±1.01
E_8	6.3	37.7	11.7	40.6	3.8	2.98±1.09
E_9	2.3	41.0	12.1	41.9	2.7	3.02±1.02

二、条目二测评情况

条目“增加维生素 A 的摄入”的测评分数为 2.94±1.04，总体水平较低。仅 2.7%的尘肺病患者总是能做到增加维生素 A 的摄入，而 39.4%的尘肺病患者几乎做不到增加维生素 A 的摄入，甚至有 5.0%的尘肺病患者从不刻意增加对维生素 A 的摄入。

三、条目三测评情况

条目“增加奶制品、瘦肉、豆制品和其他优质蛋白质的摄入”的测评分数为 3.01±1.00，总体水平较差。仅 3.1%的尘肺病患者总是会增加优质蛋白质的摄入，而 37.1%的尘肺病患者几乎不会刻意增加优质蛋白质的摄入，甚至有 4.8%的尘肺病患者从不刻意增加对优质蛋白质的摄入。

四、条目四测评情况

条目“根据身体状况调节运动”的测评分数为 2.95±1.02，总体水平较低。仅 2.7%的尘肺病患者总是会根据身体状况调节运动，而 43.1%的尘肺病患者几乎不会根据身体状况调节运动，甚至有 3.3%的尘肺病患者从来不会根据身体状况调节运动。

五、条目五测评情况

条目“进行全身康复锻炼”的测评分数为 2.91±1.01，总体水平较低。仅 2.7%的尘肺病患者总是会进行全身康复锻炼，而 37.9%的尘肺病患者几乎不会进行全身康复锻炼，甚至有 5.6%的患者从来不会进行全身康复锻炼。

六、条目六测评情况

条目“及时增减衣服，预防感冒”的测评分数为2.94±1.04，总体水平较低。仅2.7%的尘肺病患者总是会及时增减衣服，以预防感冒，而40.0%的尘肺病患者几乎不会及时增减衣服，预防感冒，甚至有2.5%的尘肺病患者从来不会及时增减衣服，预防感冒。

七、条目七测评情况

条目“天冷时使用保暖设施提高温度”的测评分数为2.95±1.01，总体水平较低。仅2.3%的尘肺病患者总是会在天冷时使用保暖设施提高温度，而40.8%的尘肺病患者几乎不会在天冷时使用保暖设施提高温度，甚至有3.3%的患者从来不会做这件事。

八、条目八测评情况

条目“经常开窗通风，避免对着风吹”的测评分数为2.98±1.09，总体水平较低。仅3.8%的尘肺病患者总是会在必要时开窗通风并避免对着风吹，而37.7%的尘肺病患者几乎不会在必要时开窗通风并避免对着风吹，甚至有6.3%的尘肺病患者从来做不到这一点。

九、条目九测评情况

条目“培养良好睡眠习惯”的测评分数为3.02±1.02，仅2.7%的尘肺病患者总是会培养良好睡眠习惯，而41.0%的尘肺病患者几乎不会培养良好睡眠习惯，甚至有2.3%的患者从来做不到这一点。

综上所述，调查结果显示，尘肺病患者日常生活管理总体水平较低，而且这一维度包含的各条目分数也较低。

第二节　日常生活管理水平单因素分析

一、性别与患者日常生活管理水平

女性尘肺病患者日常生活管理水平相对较高，测评分数为27.42±6.44，而男性尘肺病患者日常生活管理水平则较低，测评分数为26.42±4.23。但检验结果显示，性别不同的尘肺病患者日常生活管理水平无统计学差异（$t=1.201$，$P=0.234$）。详见表8-2。

表 8-2　　尘肺病患者日常生活管理水平的单因素分析结果

项目	人数	分值	t/F 检验	P 值
性别			1.201	0.234
男性	416	26.42±4.23		
女性	64	27.42±6.44		
户口类型			0.393	0.695
城镇户口	227	26.64±4.41		
农村户口	253	26.48±4.76		
患者年龄			14.968	0.000
0～34 岁	70	29.63±7.83		
35～49 岁	114	26.23±3.59		
50～64 岁	220	26.28±3.57		
65 岁及以上	76	25.01±4.84		
婚姻状况			0.164	0.849
未婚	111	26.77±4.73		
已婚	316	26.51±4.58		
离异/丧偶	53	26.40±4.43		
文化水平			47.832	0.000
初中及以下	278	25.33±3.50		
高中	170	27.43±4.36		
大专及以上	32	32.53±7.65		
患者月收入(元)			1.367	0.258
0～2999 元	96	26.04±4.80		
3000～5999 元	233	26.48±4.31		
6000 元及以上	151	27.01±4.85		
就诊地点			2.562	0.011
门诊	175	25.85±5.15		
住院	305	26.96±4.20		
督导与否			6.419	0.000
督导	182	28.31±5.12		

续表

项目	人数	分值	t/F 检验	P 值
无人督导	298	25.48±3.87		
健康教育			6.834	0.000
接受	146	28.88±5.35		
未接受	334	25.54±3.80		
尘肺类型			4.482	0.000
硅肺	253	25.68±4.32		
其他尘肺	227	27.53±4.70		
尘肺分期			33.120	0.000
一期	270	27.92±4.39		
二期	174	25.08±4.11		
三期	36	23.44±4.64		
报销方式			0.935	0.393
完全报销	267	26.79±4.65		
部分报销	173	26.35±4.35		
不报销	40	25.90±5.18		
并发症			0.519	0.604
无	105	26.76±4.97		
有	375	26.50±4.48		
病程长短			34.582	0.000
较短	106	24.10±4.68		
一般	109	28.98±5.59		
较长	265	26.54±3.45		

二、户口类型与患者日常生活管理水平

城镇户口的尘肺病患者日常生活管理水平相对较高，测评分数为26.64±4.41，而农村户口的尘肺病患者日常生活管理水平则较低，测评分数为26.48±4.76。但检验结果显示，户口类型不同的尘肺病患者日常生活管理水平并无统计学差异（$t=0.393$，$P=0.695$）。

三、年龄与患者日常生活管理水平

35 岁以下的尘肺病患者日常生活管理水平测评分数最高，为 29.63±7.83，其次为 50～64 岁的患者，而 65 岁及以上的尘肺病患者日常生活管理水平测评分数最低，为 25.01±4.84。经检验，不同年龄组的尘肺病患者日常生活管理水平也不同，差异有统计学意义（$F=14.968$，$P=0.000$）。

四、婚姻状况与患者日常生活管理水平

未婚的尘肺病患者日常生活管理水平测评分数最高，为 26.77±4.73，其次为已婚的尘肺病患者，而离异/丧偶的尘肺病患者日常生活管理水平测评分数最低，为 26.40±4.43。经检验，婚姻状况不同的尘肺病患者日常生活管理水平并无统计学差异（$F=0.164$，$P=0.849$）。

五、文化水平与患者日常生活管理水平

文化水平越高的尘肺病患者日常生活管理水平测评分数越高。大专及以上文化水平的尘肺病患者日常生活管理水平测评分数最高，为 32.53±7.65，而初中及以下文化水平的尘肺病患者日常生活管理水平测评分数最低，为 25.33±3.50。检验结果显示，文化水平不同的尘肺病患者日常生活管理水平也不同，差异有统计学意义（$F=47.832$，$P=0.000$）。总体趋势为文化水平越高的患者依从性越好。

六、患者收入与日常生活管理水平

收入水平越高的尘肺病患者日常生活管理测评分数越高。其中，3000 元以下月收入的尘肺病患者日常生活管理测评分数最低，为 26.04±4.80，而 6000 元及以上月收入的尘肺病患者日常生活管理测评分数最高，为 27.01±4.85。检验结果显示，收入水平不同的尘肺病患者日常生活管理水平并无统计学差异（$F=1.367$，$P=0.258$）。

七、就诊地点与患者日常生活管理水平

就诊地点为门诊的尘肺病患者日常生活管理水平测评分数较低，为 25.85±5.15，而就诊地点为住院的尘肺病患者日常生活管理水平测评分数相对较高，为 26.96±4.20。经检验，住院与就诊两种就诊地点的尘肺病患者，日常生活管理水平也不同，差异有统计学意义（$t=2.562$，$P=0.011$）。

八、督导与患者日常生活管理水平

患病期间有人对其进行督导的尘肺病患者，日常生活管理水平测评分数相

对较高，为 28.31±5.12，而无人督导的尘肺病患者日常生活管理水平测评分数则较低，为 25.48±3.87。经检验，有人督导与无人督导的尘肺病患者，日常生活管理水平不同，前者高于后者，差异有统计学意义(t=6.419，P=0.000)。

九、健康教育与患者日常生活管理水平

有人对其进行健康教育的尘肺病患者，日常生活管理水平测评分数相对较高，为 28.88±5.35，而未接受过健康教育的尘肺病患者日常生活管理水平测评分数则较低，为 25.54±3.80。检验结果显示，接受过健康教育与未接受过健康教育的尘肺病患者，日常生活管理水平不同，前者高于后者，差异有统计学意义(t=6.834，P=0.000)。

十、尘肺类型与患者日常生活管理水平

硅肺患者日常生活管理水平测评分数较低，为 25.68±4.32，而其他尘肺病患者日常生活管理水平测评分数则相对较高，为 27.53±4.70。但检验结果显示，尘肺类型不同的患者日常生活管理水平也不同，差异有统计学意义(t=4.482，P=0.000)。

十一、尘肺分期与患者日常生活管理水平

症状越严重的尘肺病患者日常生活管理水平测评分数越低。其中，一期尘肺病患者日常生活管理水平测评分数最高，为 27.92±4.39，而三期尘肺病患者日常生活管理水平测评分数最低，为 23.44±4.64。检验结果显示，分期不同的尘肺病患者日常生活管理水平也不同，差异有统计学意义(F=33.120，P=0.000)。

十二、报销方式与患者日常生活管理水平

医疗费用完全报销的尘肺病患者日常生活管理水平测评分数相对较高，为 26.79±4.65，其次为医疗费用部分报销的尘肺病患者，而完全自费的尘肺病患者日常生活管理水平测评分数最低，为 25.90±5.18。经检验，报销方式不同的尘肺病患者日常生活管理水平并无统计学差异(F=0.935，P=0.393)。

十三、并发症与患者日常生活管理水平

无并发症的尘肺病患者日常生活管理水平相对较高，测评分数为 26.76±4.97，而有并发症的尘肺病患者日常生活管理水平较低，测评分数为 26.50±4.48。但检验结果显示，二者差异并无统计学意义(t=0.519，P=0.604)。

十四、病程与患者日常生活管理水平

病程一般的尘肺病患者日常生活管理水平相对较高，测评分数为28.98±5.59，其次为病程较长的尘肺病患者，测评分数为26.54±3.45，而病程较短的尘肺病患者日常生活管理水平较低，测评分数为24.10±4.68。经检验，病程长短不同的尘肺病患者日常生活管理水平也不同，差异有统计学意义（F=34.582，P=0.000）。

综上所述，单因素分析结果显示，与尘肺病患者日常生活管理水平相关的因素为：年龄、文化水平、尘肺分期、尘肺类型、督导、健康教育、就诊地点及病程长短。

第三节　日常生活管理水平多因素分析

一、回归模型的构建

由于尘肺病患者日常生活管理水平高低的划分尚无金标准，本研究以量表分数28为界值，高于28者为自我管理水平高，否则为自我管理水平低。以尘肺病患者日常生活管理水平为因变量，以单因素分析中有统计学意义的8个指标为自变量，即年龄、文化水平、尘肺分期、尘肺类型、督导、健康教育、就诊地点及病程长短，建立二分类logistic回归模型。详见表8-3。

表8-3　logistic回归模型的变量及赋值

变量	赋值
因变量(管理水平)	0=水平低;1=水平高
文化水平	1=初中及以下;2=高中;3=大专及以上
年龄	1=35岁以下;2=35～49岁;3=50～64岁;4=65岁及以上
尘肺分期	1=一期;2=二期;3=三期
尘肺类型	1=硅肺;2=其他尘肺
健康教育	1=接受;2=未接受
督导与否	1=有人督导;2=无人督导
就诊地点	1=门诊;2=住院
病程长短	1=较短;2=一般;3=较长

二、回归结果分析

分析结果显示，与尘肺病患者日常生活管理水平相关的因素有4个，分别为：文化水平、年龄、尘肺类型及就诊地点。详见表8-4。

表8-4　　尘肺病患者日常生活管理水平多因素分析结果

变量	*B*	wald	Sig.	*OR*	95%CI	
					下限	上限
文化水平		18.120	0.000			
初中及以下	−2.414	18.120	0.000	0.089	0.029	0.272
高中	−1.801	12.202	0.000	0.165	0.060	0.454
患者年龄		6.418	0.093			
0～34岁	1.019	4.872	0.027	2.769	1.121	6.842
35～49岁	0.212	0.224	0.636	1.236	0.514	2.977
50～64岁	0.416	0.899	0.343	1.516	0.641	3.584
尘肺分期		2.575	0.276			
一期	0.706	1.404	0.236	2.025	0.630	6.506
二期	0.273	0.208	0.648	1.314	0.406	4.250
硅肺	−0.592	6.527	0.011	0.553	0.351	0.871
健康教育	−0.390	1.484	0.223	0.677	0.361	1.268
有人督导	0.431	2.524	0.112	1.539	0.904	2.619
门诊	−0.603	5.686	0.017	0.547	0.334	0.898
病程长短		1.714	0.425			
较短	−0.420	1.040	0.308	0.657	0.293	1.472
一般	0.174	0.326	0.568	1.190	0.655	2.162
常数	0.523	0.357	0.550	1.687		

(一)文化水平与日常生活管理水平

与大专及以上文化水平的尘肺病患者相比，初中及以下、高中文化水平的尘肺病患者，对日常生活的管理水平较低，差异有统计学意义。分析结果显示，二者的*OR*值分别为0.089和0.165，说明在所有的尘肺病患者中，文化水平越高的患者，对日常生活的管理水平越高。

(二)年龄与日常生活管理水平

与65岁及以上的尘肺病患者相比,35岁及以下的尘肺病患者日常生活管理水平相对较高,差异有统计学意义($OR=2.769$,$P=0.027$)。

(三)尘肺类型与日常生活管理水平

与其他类型的尘肺病患者相比,硅肺患者对日常生活的管理水平较低,差异有统计学意义($OR=0.553$,$P=0.011$)。

(四)就诊地点与日常生活管理水平

与住院治疗的尘肺病患者相比,门诊治疗的尘肺病患者对日常生活的管理水平较低,差异有统计学意义($OR=0.547$,$P=0.007$)。

调查结果显示,尘肺病患者对日常生活的管理水平较低。单因素与多因素分析结果显示,与尘肺病患者日常生活管理水平相关的因素有文化水平、年龄、尘肺类型及就诊地点。

第九章　情绪管理水平分析

第一节　情绪管理情况描述

尘肺病患者情绪管理水平通过本研究制定的量表来测评，包括 5 个条目，分别为：心情不好时，将注意力转移到其他想做的事情上（F_1）；有烦恼的事情向亲属或朋友倾诉，寻求帮助（F_2）；保持良好的情绪和乐观的精神状态（F_3）；从事自己喜欢的休闲娱乐（F_4）；控制自己不向别人发脾气（F_5）。每个条目 1～5 分，因此，情绪管理维度总分值为 25 分，而调查结果显示，尘肺病患者情绪管理水平测评分数为 14.62±2.88，说明尘肺病患者情绪管理水平总体偏低。

一、条目一测评情况

条目“心情不好时，将注意力转移到其他想做的事情上”的测评分数为 2.90±1.07，总体水平偏低。仅 3.3%的尘肺病患者在心情不好时，总能做到将注意力转移到其他事情上，而 41.3%的尘肺病患者几乎都做不到这一点，甚至有 6.0%的患者从来做不到这一点。详见表 9-1。

表 9-1　　情绪管理维度各条目得分情况

条目	各分值被选择频率（%）					平均值
	1 分	2 分	3 分	4 分	5 分	
F_1	6.0	41.3	13.1	36.3	3.3	2.90±1.07
F_2	2.7	41.3	17.9	35.2	2.9	2.94±0.99
F_3	3.5	41.3	15.6	36.9	2.7	2.94±1.01
F_4	5.4	39.0	14.8	37.5	3.3	2.94±1.06
F_5	2.7	43.8	16.9	34.2	2.5	2.90±0.99

二、条目二测评情况

条目“有烦恼的事情向亲属或朋友倾诉，寻求帮助”的测评分数为 2.94±0.99，总体水平较低。仅 2.9%的尘肺病患者在有烦恼的事情时，总是会向亲属或朋友倾诉，寻求帮助，而 41.3%的尘肺病患者几乎都做不到这一点，甚至有 2.7%的患者从来做不到这一点。

三、条目三测评情况

条目“保持良好的情绪和乐观的精神状态”的测评分数为 2.94±1.01，总体水平较低。仅 2.7%的尘肺病患者总是可以做到保持良好的情绪和乐观的精神状态，而 41.3%的尘肺病患者几乎都做不到这一点，甚至有 3.5%的患者从来做不到这一点。

四、条目四测评情况

条目“从事自己喜欢的休闲娱乐”的测评分数为 2.94±1.06，总体水平较低。仅 3.3%的尘肺病患者总是会从事自己喜欢的休闲娱乐，而 39.0%的尘肺病患者几乎都做不到这一点，甚至有 5.4%的患者从来做不到这一点。

五、条目五测评情况

条目“控制自己不向别人发脾气”的测评分数为 2.90±0.99，总体水平较低。仅 2.5%的尘肺病患者总是可以控制自己不向别人发脾气，而 43.8%的尘肺病患者几乎都做不到这一点，甚至有 2.7%的患者从来做不到这一点。

第二节　情绪管理水平单因素分析

一、性别与患者情绪管理水平

女性尘肺病患者情绪管理水平相对较高，测评分数为 14.88±3.96，而男性尘肺病患者情绪管理水平则较低，测评分数为 14.58±2.68。但检验结果显示，性别不同的尘肺病患者情绪管理水平无统计学差异($t=0.568$，$P=0.572$)。详见表 9-2。

表 9-2　　尘肺病患者情绪管理水平的单因素分析结果

项目	人数	分值	t/F 检验	P 值
性别			0.568	0.572
男性	416	14.58±2.68		
女性	64	14.88±3.96		
户口类型			1.162	0.246
城镇户口	227	14.78±2.75		
农村户口	253	14.48±2.99		
患者年龄			14.851	0.000
0～34 岁	70	16.29±4.08		
35～49 岁	114	14.61±2.52		
50～64 岁	220	14.58±2.29		
65 岁及以上	76	13.24±2.88		
婚姻状况			0.513	0.599
未婚	111	14.86±2.57		
已婚	316	14.54±2.97		
离异/丧偶	53	14.58±2.97		
文化水平			26.395	0.000
初中及以下	278	14.02±2.35		
高中	170	15.08±2.73		
大专及以上	32	17.47±5.01		
患者月收入			0.346	0.708
0～2999 元	96	14.51±2.70		
3000～5999 元	233	14.57±2.94		
6000 元及以上	151	14.78±2.90		
就诊地点			0.988	0.324
门诊	175	14.45±3.16		
住院	305	14.72±2.71		
督导与否			5.432	0.000
督导	182	15.56±3.20		

续表

项目	人数	分值	t/F 检验	P 值
无人督导	298	14.05±2.50		
健康教育			5.487	0.000
接受	146	15.80±3.35		
未接受	334	14.11±2.48		
尘肺类型			3.094	0.002
硅肺	253	14.24±2.71		
其他尘肺	227	15.05±3.00		
尘肺分期			21.009	0.000
一期	270	15.27±2.77		
二期	174	14.03±2.77		
三期	36	12.61±2.71		
报销方式			1.535	0.217
完全报销	267	14.82±2.97		
部分报销	173	14.42±2.68		
不报销	40	14.18±3.04		
并发症			0.521	0.603
无	105	14.75±3.08		
有	375	14.59±2.82		
病情长短			39.919	0.000
较短	106	12.91±2.87		
一般	109	16.16±3.41		
较长	265	14.68±2.21		

二、户口类型与患者情绪管理水平

城镇户口的尘肺病患者情绪管理水平相对较高，测评分数为14.78±2.75，而农村户口的尘肺病患者情绪管理水平则较低，测评分数为14.48±2.99。但检验结果显示，户口类型不同的尘肺病患者情绪管理水平并无统计学差异（$t=1.162$，$P=0.246$）。

三、年龄与患者情绪管理水平

年龄越大的尘肺病患者情绪管理测评分数越低。其中，35 岁以下的尘肺病患者情绪管理水平测评分数最高，为 16.29±4.08，而 65 岁及以上的尘肺病患者情绪管理水平测评分数最低，为 13.24±2.88。经检验，不同年龄组的尘肺病患者情绪管理水平也不同，差异有统计学意义（$F=14.851$，$P=0.000$）。

四、婚姻状况与患者情绪管理水平

未婚的尘肺病患者情绪管理水平测评分数最高，为 14.86±2.57，其次为离异/丧偶的尘肺病患者，而已婚的尘肺病患者情绪管理水平测评分数最低，为 14.54±2.97。经检验，婚姻状况不同的尘肺病患者情绪管理水平并无统计学差异（$F=0.513$，$P=0.599$）。

五、文化水平与患者情绪管理水平

文化水平越高的尘肺病患者情绪管理水平测评分数越高。大专及以上文化水平的尘肺病患者情绪管理水平测评分数最高，为 17.47±5.01，而初中及以下文化水平的尘肺病患者情绪管理水平测评分数最低，为 14.02±2.35。检验结果显示，文化水平不同的尘肺病患者情绪管理水平也不同，差异有统计学意义（$F=26.395$，$P=0.000$）。总体趋势为文化水平越高的患者对情绪的控制越好。

六、患者收入与情绪管理水平

收入水平越高的尘肺病患者情绪管理测评分数越高。其中，3000 元以下月收入的尘肺病患者情绪管理测评分数最低，为 14.51±2.70，而 6000 元及以上月收入的尘肺病患者情绪管理测评分数最高，为 14.78±2.90。检验结果显示，收入水平不同的尘肺病患者情绪管理水平并无统计学差异（$F=0.346$，$P=0.708$）。

七、就诊地点与患者情绪管理水平

就诊地点为门诊的尘肺病患者情绪管理水平测评分数较低，为 14.45±3.16，而就诊地点为住院的尘肺病患者情绪管理水平测评分数相对较高，为 14.72±2.71。经检验，住院与就诊两种就诊地点的尘肺病患者，情绪管理水平并无统计学差异（$t=0.988$，$P=0.324$）。

八、督导与患者情绪管理水平

患病期间有人对其进行督导的尘肺病患者，情绪管理水平测评分数相对较高，为 15.56±3.20，而无人督导的尘肺病患者情绪管理水平测评分数则较低，为 14.05±2.50。经检验，有人督导与无人督导的尘肺病患者，情绪管理水平不同，前者高于后者，差异有统计学意义(t=5.432，P=0.000)。

九、健康教育与患者情绪管理水平

有人对其进行健康教育的尘肺病患者，情绪管理水平测评分数相对较高，为 15.80±3.35，而未接受过健康教育的尘肺病患者情绪管理水平测评分数则较低，为 14.11±2.48。检验结果显示，接受过健康教育与未接受过健康教育的尘肺病患者，情绪管理水平不同，前者高于后者，差异有统计学意义(t=5.487，P=0.000)。

十、尘肺类型与患者情绪管理水平

硅肺患者情绪管理水平测评分数较低，为 14.24±2.71，而其他尘肺病患者情绪管理水平测评分数则相对较高，为 15.05±3.00。但检验结果显示，尘肺类型不同的患者情绪管理水平也不同，差异有统计学意义(t=3.094，P=0.000)。

十一、尘肺分期与患者情绪管理水平

症状越严重的尘肺病患者情绪管理水平测评分数越低。其中，一期尘肺病患者情绪管理水平测评分数最高，为 15.27±2.77，而三期尘肺病患者情绪管理水平测评分数最低，为 12.61±2.71。检验结果显示，分期不同的尘肺病患者情绪管理水平也不同，差异有统计学意义(F=21.009，P=0.000)。

十二、报销方式与患者情绪管理水平

医疗费用完全报销的尘肺病患者情绪管理水平测评分数相对较高，为 14.82±2.97，其次为医疗费用部分报销的尘肺病患者，而完全自费的尘肺病患者情绪管理水平测评分数最低，为 14.18±3.04。经检验，报销方式不同的尘肺病患者情绪管理水平并无统计学差异(F=1.535，P=0.217)。

十三、并发症与患者情绪管理水平

无并发症的尘肺病患者情绪管理水平相对较高，测评分数为 14.75±3.08，而有并发症的尘肺病患者情绪管理水平较低，测评分数为 14.59±2.82。但检验结果显示，二者差异并无统计学意义(t=0.521，P=0.603)。

十四、病程与患者情绪管理水平

病程一般的尘肺病患者日常生活管理水平相对较高，测评分数为 16.16±

3.41，其次为病程较长的尘肺病患者，测评分数为14.68±2.21，而病程较短的尘肺病患者日常生活管理水平较低，测评分数为12.91±2.87。经检验，病程长短不同的尘肺病患者日常生活管理水平也不同，差异有统计学意义($F=39.919$，$P=0.000$)。

综上所述，经过单因素分析，初步确定了与尘肺病患者情绪管理水平相关的因素：患者文化水平、年龄、尘肺分期、尘肺类型、督导、健康教育及病程长短，最终影响因素尚待多因素分析。

第三节　情绪管理水平多因素分析

一、回归模型的构建

由于尘肺病患者情绪管理水平高低的划分尚无金标准，本研究以量表分数15为界值，高于15分者为自我管理水平高，否则为自我管理水平低。以尘肺病患者情绪管理水平为因变量，以单因素分析中有统计学意义的7个指标为自变量，建立二分类logistic回归模型。详见表9-3。

表9-3　logistic回归模型的变量及赋值

变量	赋值
因变量(管理水平)	0=水平低;1=水平高
文化水平	1=初中及以下;2=高中;3=大专及以上
年龄	1=35岁以下;2=35～49岁;3=50～64岁;4=65岁及以上
尘肺分期	1=一期;2=二期;3=三期
尘肺类型	1=硅肺;2=其他尘肺
健康教育	1=接受;2=未接受
督导与否	1=有人督导;2=无人督导
病程长短	1=较短;2=一般;3=较长

2.回归结果分析

分析结果显示，与尘肺病患者情绪管理水平相关的因素为病程长短。详见表9-4。

表 9-4　　尘肺病患者情绪管理水平多因素分析结果

变量	B	wald	Sig.	OR	95%CI	
					下限	上限
文化水平		3.374	0.185			
初中及以下	−0.881	3.086	0.079	0.414	0.155	1.107
高中	−0.780	3.042	0.081	0.458	0.191	1.101
患者年龄		2.420	0.490			
0～34 岁	0.535	1.727	0.189	1.708	0.769	3.795
35～49 岁	0.514	1.807	0.179	1.672	0.790	3.537
50～64 岁	0.546	2.079	0.149	1.726	0.822	3.623
尘肺分期		2.277	0.320			
一期	0.669	1.886	0.170	1.951	0.752	5.067
二期	0.403	0.699	0.403	1.496	0.582	3.846
硅肺	−0.066	0.106	0.745	0.936	0.630	1.391
健康教育	−0.264	0.862	0.353	0.768	0.440	1.341
有人督导	0.308	1.684	0.194	1.361	0.854	2.168
病程长短		11.945	0.003			
较短	−0.540	2.507	0.113	0.583	0.299	1.137
一般	0.700	6.571	0.010	2.013	1.179	3.438
常数	−0.846	1.289	0.256	0.429		

与对照组即病程较长的尘肺病患者相比，病程一般的尘肺病患者情绪管理水平较高，差异有统计学意义（$OR=2.013$，$P=0.010$）。

第十章　自我管理效能水平分析

第一节　自我管理效能情况描述

尘肺病患者自我管理效能水平通过本研究制定的量表来测评，包括10个条目，分别为：当疾病加重时，您有多大信心可以找到解决的办法(G_1)；您有多大信心，可以按照医生要求去做(G_2)；您有多大信心，疾病带来的不适不影响您想做的事情(G_3)；您有多大信心，进行有效的相关锻炼(G_4)；您有多大信心，可以合理安排饮食(G_5)；您有多大信心，可以杜绝不良嗜好(G_6)；您有多大信心，在日常生活中照顾好自己预防并发症(G_7)；您有多大信心，疾病带来的情绪压力不影响您的日常活动(G_8)；您有多大信心，您可以做不同的事情和活动调节情绪(G_9)；您有多大信心，可以乐观地看待尘肺病(G_{10})。每个条目1～5分，因此，不良嗜好管理维度总分值为50分，而调查结果显示，尘肺病患者自我管理效能水平测评分数为29.08±6.28，说明尘肺病患者自我管理效能水平总体偏低。

一、条目一测评情况

条目“当疾病加重时，您有多大信心可以找到解决的办法”的分值为2.91±1.02，仅2.1%的尘肺病患者在此条目上得到满分，而高达46.5%的尘肺病患者在此条目上仅得到2分及以下的分值。说明当疾病加重时，尘肺病患者并无足够的信心可以找到解决的办法。详见表10-1。

表 10-1　　情绪管理维度各条目得分情况

条目	各分值被选择频率(%)					分值
	1分	2分	3分	4分	5分	
G_1	4.2	42.3	13.5	37.9	2.1	2.91±1.02
G_2	5.0	36.5	17.1	38.3	3.1	2.98±1.04
G_3	3.5	42.1	15.6	36.3	2.5	2.92±1.01
G_4	1.9	39.8	24.2	30.4	3.8	2.94±0.96
G_5	4.4	37.1	14.0	40.8	3.8	3.03±1.05
G_6	5.0	38.1	16.7	37.3	2.9	2.95±1.03
G_7	3.5	42.3	17.5	34.0	2.7	2.90±1.00
G_8	7.3	40.6	25.2	24.2	2.7	2.74±0.99
G_9	3.1	48.5	21.9	23.5	2.9	2.75±0.95
G_{10}	3.3	39.8	17.3	37.5	2.1	2.95±0.99

二、条目二测评情况

条目“您有多大信心，可以按照医生要求去做”的分值为2.98±1.04，仅3.1%的尘肺病患者在此条目上得到满分，而高达41.5%的尘肺病患者在此条目上仅得到2分及以下的分值。说明尘肺病患者并无足够的信心可以按照医生要求去做。

三、条目三测评情况

条目“您有多大信心，疾病带来的不适不影响您想做的事情”的分值为2.92±1.01，仅2.5%的尘肺病患者在此条目上得到满分，而高达45.6%的尘肺病患者在此条目上仅得到2分及以下的分值。说明尘肺病患者并无足够的信心可以做到疾病带来的不适不影响自己想做的事情。

四、条目四测评情况

条目“您有多大信心，进行有效的相关锻炼”的分值为2.94±0.96，仅3.8%的尘肺病患者在此条目上得到满分，而高达41.7%的尘肺病患者在此条目上仅得到2分及以下的分值。说明尘肺病患者并无足够的信心可以进行有效的相关锻炼。

五、条目五测评情况

条目“您有多大信心，可以合理安排饮食”的分值为3.03±1.05，仅3.8%的尘肺病患者在此条目上得到满分，而高达41.5%的尘肺病患者在此条目上仅得到2分及以下的分值。说明尘肺病患者并无足够的信心可以合理安排饮食。

六、条目六测评情况

条目“您有多大信心，可以杜绝不良嗜好”的分值为2.95±1.03，仅2.9%的尘肺病患者在此条目上得到满分，而高达43.1%的尘肺病患者在此条目上仅得到2分及以下的分值。说明尘肺病患者并无足够的信心可以杜绝不良嗜好。

七、条目七测评情况

条目“您有多大信心，在日常生活中照顾好自己预防并发症”的分值为2.90±1.00，仅2.7%的尘肺病患者在此条目上得到满分，而高达45.8%的尘肺病患者在此条目上仅得到2分及以下的分值。说明尘肺病患者并无足够的信心可以做到在日常生活中照顾好自己预防并发症。

八、条目八测评情况

条目“您有多大信心，疾病带来的情绪压力不影响您的日常活动”的分值为2.74±0.99，仅2.7%的尘肺病患者在此条目上得到满分，而高达47.9%的尘肺病患者在此条目上仅得到2分及以下的分值。说明尘肺病患者并无足够的信心可以做到疾病带来的情绪压力不影响自己的日常活动。

九、条目九测评情况

条目“您有多大信心，您可以做不同的事情和活动调节情绪”的分值为2.75±0.95，仅2.9%的尘肺病患者在此条目上得到满分，而高达51.6%的尘肺病患者在此条目上仅得到2分及以下的分值。说明尘肺病患者并无足够的信心可以做不同的事情和活动来调节情绪。

十、条目十测评情况

条目“您有多大信心，可以乐观地看待尘肺病”的分值为2.95±0.99，仅2.1%的尘肺病患者在此条目上得到满分，而高达43.1%的尘肺病患者在此条目上仅得到2分及以下的分值。说明尘肺病患者并无足够的信心可以乐观地看待尘肺病。

第二节　自我管理效能单因素分析

一、性别与患者自我管理效能水平

女性尘肺病患者自我管理效能水平相对较高，测评分数为30.63±7.74，而男性尘肺病患者自我管理效能水平则较低，测评分数为28.84±6.00。但检验结果显示，性别不同的尘肺病患者自我管理效能水平无统计学差异（$t=1.765$，$P=0.082$）。详见表10-2。

表10-2　　尘肺病患者自我管理效能的单因素分析结果

项目	人数	分值	t/F 检验	P 值
性别			1.765	0.082
男性	416	28.84±6.00		
女性	64	30.63±7.74		
户口类型			1.832	0.068
城镇户口	227	29.63±6.22		
农村户口	253	28.58±6.30		
患者年龄			11.424	0.000
0～34岁	70	32.86±7.94		
35～49岁	114	28.85±5.62		
50～64岁	220	28.55±5.46		
65岁及以上	76	27.45±6.49		
婚姻状况			0.524	0.593
未婚	111	29.52±6.17		
已婚	316	28.87±6.32		
离异/丧偶	53	29.40±6.31		
文化水平			76.052	0.000
初中及以下	278	26.71±5.24		
高中	170	31.45±5.39		
大专及以上	32	37.06±7.63		
患者月收入			0.988	0.373
0～2999元	96	29.65±6.29		
3000～5999元	233	28.68±6.21		
6000元及以上	151	29.33±6.37		

续表

项目	人数	分值	t/F 检验	P 值
就诊地点			0.929	0.354
门诊	175	28.73±6.68		
住院	305	29.28±6.04		
督导与否			8.502	0.000
督导	182	32.11±6.53		
无人督导	298	27.22±5.34		
健康教育			12.606	0.000
接受	146	33.82±5.98		
未接受	334	27.01±5.20		
尘肺类型			3.288	0.001
硅肺	253	28.19±6.10		
其他尘肺	227	30.06±6.34		
尘肺分期			47.397	0.000
一期	270	31.27±5.60		
二期	174	26.64±5.93		
三期	36	24.39±5.91		
报销方式			0.722	0.486
完全报销	267	29.10±6.40		
部分报销	173	28.80±6.15		
不报销	40	30.13±6.03		
并发症			0.898	0.369
无	105	28.59±6.17		
有	375	29.21±6.31		
病程长短			59.797	0.000
较短	106	24.60±5.54		
一般	109	32.97±6.63		
较长	265	29.26±5.20		

二、户口类型与患者自我管理效能水平

城镇户口的尘肺病患者自我管理效能水平相对较高，测评分数为29.63±6.22，而农村户口的尘肺病患者自我管理效能水平则较低，测评分数为28.58±6.30。但检验结果显示，户口类型不同的尘肺病患者自我管理效能水平并无统计学差异（$t=1.832$，$P=0.068$）。

三、年龄与患者自我管理效能水平

年龄越大的尘肺病患者自我管理效能测评分数越低。其中，35 岁以下的尘肺病患者自我管理效能水平测评分数最高，为 32.86±7.94，而 65 岁及以上的尘肺病患者自我管理效能水平测评分数最低，为 27.45±6.49。经检验，不同年龄组的尘肺病患者自我管理效能水平也不同，差异有统计学意义（$F=11.424$，$P=0.000$）。

四、婚姻状况与患者自我管理效能水平

未婚的尘肺病患者自我管理效能水平测评分数最高，为 29.52±6.17，其次为离异/丧偶的尘肺病患者，而已婚的尘肺病患者自我管理效能水平测评分数最低，为 28.87±6.32。经检验，婚姻状况不同的尘肺病患者自我管理效能水平并无统计学差异（$F=0.524$，$P=0.593$）。

五、文化水平与患者自我管理效能水平

文化水平越高的尘肺病患者自我管理效能水平测评分数越高。大专及以上文化水平的尘肺病患者自我管理效能水平测评分数最高，为 37.06±7.63，而初中及以下文化水平的尘肺病患者自我管理效能水平测评分数最低，为 26.71±5.24。检验结果显示，文化水平不同的尘肺病患者自我管理效能水平也不同，差异有统计学意义（$F=76.052$，$P=0.000$）。总体趋势为文化水平越高的患者自我管理效能越好。

六、患者收入与自我管理效能水平

3000 元以下月收入的尘肺病患者自我管理效能测评分数最高，为 29.65±6.29，而 3000～5999 元月收入的尘肺病患者自我管理效能测评分数最低，为 28.68±6.21。检验结果显示，收入水平不同的尘肺病患者自我管理效能水平并无统计学差异（$F=0.988$，$P=0.373$）。

七、就诊地点与患者自我管理效能水平

就诊地点为门诊的尘肺病患者自我管理效能水平测评分数较低，为 28.73±6.68，而就诊地点为住院的尘肺病患者自我管理效能水平测评分数相对较高，为 29.28±6.04。经检验，住院与就诊两种就诊地点的尘肺病患者，自我管理效能水平并无统计学差异（$t=0.929$，$P=0.354$）。

八、督导与患者自我管理效能水平

患病期间有人对其进行督导的尘肺病患者，自我管理效能水平测评分数相

对较高，为 32.11±6.53，而无人督导的尘肺病患者自我管理效能水平测评分数则较低，为 27.22±5.34。经检验，有人督导与无人督导的尘肺病患者，自我管理效能水平不同，前者高于后者，差异有统计学意义（$t=8.502$，$P=0.000$）。

九、健康教育与患者自我管理效能水平

有人对其进行健康教育的尘肺病患者，自我管理效能水平测评分数相对较高，为 33.82±5.98，而未接受过健康教育的尘肺病患者自我管理效能水平测评分数则较低，为 27.01±5.20。检验结果显示，接受过健康教育与未接受过健康教育的尘肺病患者，自我管理效能水平不同，前者高于后者，差异有统计学意义（$t=12.606$，$P=0.000$）。

十、尘肺类型与患者自我管理效能水平

硅肺患者自我管理效能水平测评分数较低，为 28.19±6.10，而其他尘肺病患者自我管理效能水平测评分数则相对较高，为 30.06±6.34。但检验结果显示，尘肺类型不同的患者自我管理效能水平也不同，差异有统计学意义（$t=3.288$，$P=0.000$）。

十一、尘肺分期与患者自我管理效能水平

症状越严重的尘肺病患者自我管理效能水平测评分数越低。其中，一期尘肺病患者自我管理效能水平测评分数最高，为 31.27±5.60，而三期尘肺病患者自我管理效能水平测评分数最低，为 24.39±5.91。检验结果显示，分期不同的尘肺病患者自我管理效能水平也不同，差异有统计学意义（$F=47.397$，$P=0.000$）。

十二、报销方式与患者自我管理效能水平

医疗费用完全报销的尘肺病患者自我管理效能水平测评分数相对较高，为 30.13±6.03，其次为医疗费用完全自费的尘肺病患者，而部分报销的尘肺病患者自我管理效能水平测评分数最低，为 28.80±6.15。经检验，报销方式不同的尘肺病患者自我管理效能水平并无统计学差异（$F=0.722$，$P=0.486$）。

十三、并发症与患者自我管理效能水平

有并发症的尘肺病患者自我管理效能水平相对较高，测评分数为 29.21±6.31，而无并发症的尘肺病患者自我管理效能水平较低，测评分数为 28.59±6.17。但检验结果显示，二者差异并无统计学意义（$t=0.898$，$P=0.369$）。

十四、病程与患者自我管理效能水平

病程一般的尘肺病患者自我管理效能相对较高，测评分数为 32.97±6.63，其次为病程较长的尘肺病患者，测评分数为 29.26±5.20，而病程较短的尘肺病患者自我管理效能较低，测评分数为 24.60±5.54。经检验，病程长短不同的尘肺病患者自我管理效能也不同，差异有统计学意义（$F=59.797$，$P=0.000$）。

综上所述，单因素分析初步确定了 7 个与尘肺病自我管理效能相关的因素，分别为文化水平、年龄、尘肺分期、尘肺类型、健康教育、督导及病程长短。

第三节 自我管理效能多因素分析

一、回归模型的构建

由于尘肺病患者自我管理效能高低的划分尚无金标准，本研究以量表分数 33 为界值，高于 33 分者为自我管理效能高，否则为自我管理效能低。以尘肺病患者自我管理效能为因变量，以单因素分析中有统计学意义的 7 个指标为自变量，建立二分类 logistic 回归模型。详见表 10-3。

表 10-3 logistic 回归模型的变量及赋值

变量	赋值
因变量（管理水平）	0＝水平低；1＝水平高
文化水平	1＝初中及以下；2＝高中；3＝大专及以上
年龄	1＝35 岁以下；2＝35～49 岁；3＝50～64 岁；4＝65 岁及以上
尘肺分期	1＝一期；2＝二期；3＝三期
尘肺类型	1＝硅肺；2＝其他尘肺
健康教育	1＝接受；2＝未接受
督导与否	1＝有人督导；2＝无人督导
病程长短	1＝较短；2＝一般；3＝较长

2. 回归结果分析

分析结果显示，与尘肺病患者自我管理效能水平相关的因素有 3 个，分别为文化水平、健康教育及督导。详见表 10-4。

表 10-4　　尘肺病患者自我管理效能水平多因素分析结果

变量	B	wald	Sig.	OR	95%CI	
					下限	上限
文化水平		15.175	0.001			
初中及以下	−2.432	14.934	0.000	0.088	0.026	0.302
高中	−2.045	12.202	0.000	0.129	0.041	0.408
患者年龄		4.121	0.249			
0～34 岁	0.303	0.346	0.556	1.354	0.494	3.709
35～49 岁	0.585	1.503	0.220	1.795	0.704	4.576
50～64 岁	0.882	3.467	0.063	2.415	0.955	6.111
尘肺分期		0.393	0.822			
一期	0.050	0.007	0.934	1.051	0.321	3.448
二期	−0.164	0.071	0.790	0.849	0.253	2.844
硅肺	0.052	0.044	0.834	1.054	0.645	1.722
健康教育	1.465	22.823	0.000	4.327	2.372	7.892
有人督导	0.652	5.358	0.021	1.919	1.105	3.333
病程长短		2.958	0.228			
较短	−0.606	1.667	0.197	0.546	0.217	1.369
一般	0.249	0.633	0.426	1.283	0.694	2.372
常数	−0.383	0.173	0.678	0.682		

(一)文化水平与自我管理效能

与对照组即大专及以上文化水平的尘肺病患者相比，初中及以下、高中文化水平的尘肺病患者自我管理效能相对较低，差异有统计学意义。二者的 OR 值分别为 0.088 和 0.129，说明尘肺病患者的文化水平越高，则自我管理效能也相应越高。

(二)健康教育与自我管理效能

与未接受过健康教育的尘肺病患者，接受过健康教育的尘肺病患者自我管理效能相对较高，差异有统计学意义(OR=4.327，P=0.000)。

(三)督导与自我管理效能

与无人督导的尘肺病患者相比，有人督导的尘肺病患者自我管理效能相对较高，差异有统计学意义(OR=1.919，P=0.021)。

第十一章　自我管理行为分析

第一节　自我管理行为水平单因素分析

一、性别与患者自我管理行为水平

女性尘肺病患者自我管理行为水平相对较高，测评分数为97.55±21.67，而男性尘肺病患者自我管理行为水平则较低，测评分数为93.39±12.79。经检验，性别不同的尘肺病患者自我管理行为水平并无统计学差异($t=1.496$，$P=0.139$)。详见表11-1。

表11-1　　尘肺病患者自我管理行为水平的单因素分析结果

项目	人数	分值	t/F 检验	P 值
性别			1.496	0.139
男性	416	93.39±12.79		
女性	64	97.55±21.67		
户口类型			0.962	0.337
城镇户口	227	94.61±13.30		
农村户口	253	93.35±15.20		
患者年龄			23.146	0.000
0～34岁	70	104.74±21.40		
35～49岁	114	94.11±11.11		
50～64岁	220	92.98±9.85		
65岁及以上	76	86.55±15.93		

续表

项目	人数	分值	t/F 检验	P 值
婚姻状况			0.345	0.708
未婚	111	94.91±13.34		
已婚	316	93.59±14.67		
离异/丧偶	53	94.00±14.42		
文化水平			77.677	0.000
初中及以下	278	88.82±10.42		
高中	170	98.48±11.75		
大专及以上	32	114.38±25.89		
患者月收入			0.547	0.579
0～2999 元	96	93.32±13.48		
3000～5999 元	233	93.55±14.07		
6000 元及以上	151	94.95±15.27		
就诊地点			2.368	0.018
门诊	175	91.91±16.32		
住院	305	95.11±12.94		
督导与否			8.218	0.000
督导	182	100.68±15.04		
无人督导	298	89.83±12.19		
健康教育			9.093	0.000
接受	146	103.12±15.75		
未接受	334	89.93±11.59		
尘肺类型			3.443	0.001
硅肺	253	91.83±13.69		
其他尘肺	227	96.30±14.69		
尘肺分期			66.320	0.000
一期	270	99.50±12.32		
二期	174	88.32±12.77		
三期	36	79.44±15.03		

续表

项目	人数	分值	t/F 检验	P 值
报销方式			1.729	0.179
完全报销	267	94.95±14.47		
部分报销	173	93.01±13.50		
不报销	40	91.28±16.50		
并发症			0.407	0.684
有	375	93.80±13.38		
无	105	94.45±17.36		
病程长短			76.857	0.000
较短	106	82.47±14.67		
一般	109	103.48±17.33		
较长	265	94.61±8.57		

二、户口类型与患者自我管理行为水平

城镇户口的尘肺病患者自我管理行为水平相对较高，测评分数为 94.61±13.30，而农村户口的尘肺病患者自我管理行为水平则较低，测评分数为 93.35±15.20。经检验，户口类型不同的尘肺病患者自我管理行为水平并无统计学差异(t=0.962，P=0.337)。

三、年龄与患者自我管理行为水平

年龄越大的尘肺病患者自我管理行为水平测评分数越低。其中，35 岁以下的尘肺病患者自我管理行为水平测评分数最高，为 104.74±21.40，而 65 岁及以上的尘肺病患者自我管理行为水平测评分数最低，为 86.55±15.93。经检验，不同年龄组的尘肺病患者自我管理行为水平也不同，差异有统计学意义(F=23.146，P=0.000)。总体趋势为，年龄越大的尘肺病患者自我管理行为水平越低。

四、婚姻状况与患者自我管理行为水平

未婚的尘肺病患者自我管理行为水平测评分数最高，为 94.91±13.34，其次为离异/丧偶的尘肺病患者，而已婚的尘肺病患者自我管理行为水平测评分数最低，为 93.59±14.67。经检验，婚姻状况不同的尘肺病患者自我管理行为水平并无统计学差异(F=0.345，P=0.708)。

五、文化水平与患者自我管理行为水平

文化水平越高的尘肺病患者自我管理行为水平测评分数越高。其中,初中及以下文化水平的尘肺病患者自我管理行为水平测评分数最低,为 88.82±10.42,而大专及以上文化水平的尘肺病患者自我管理行为水平测评分数最高,为 114.38±25.89。经检验,文化水平不同的尘肺病患者自我管理行为水平也不同,差异有统计学意义($F=77.677$,$P=0.000$)。总体趋势为,文化水平越高的尘肺病患者自我管理行为水平也越高。

六、患者收入与自我管理行为水平

收入水平越高的尘肺病患者自我管理行为的测评分数就越高。其中,月收入在 6000 元以上的尘肺病患者自我管理行为水平测评分数最高,为 94.95±15.27,而 3000 元以下月收入的尘肺病患者,自我管理行为水平测评分数最低,为 93.32±13.48。经检验,收入水平不同的尘肺病患者自我管理行为水平并无统计学差异($F=0.547$,$P=0.579$)。

七、就诊地点与患者自我管理行为水平

就诊地点为门诊的尘肺病患者自我管理行为水平测评分数较低,为 91.91±16.32,而就诊地点为住院的尘肺病患者自我管理行为水平测评分数相对较高,为 95.11±12.94。经检验,住院与就诊两种就诊地点的尘肺病患者,自我管理行为水平也不同,前者高于后者,差异有统计学意义($t=2.368$,$P=0.018$)。

八、督导与患者自我管理行为水平

患病期间有人对其进行督导的尘肺病患者,自我管理行为水平测评分数相对较高,为 100.68±15.04,而无人督导的尘肺病患者自我管理行为水平测评分数则较低,为 89.83±12.19。经检验,有人督导与无人督导的尘肺病患者,自我管理行为水平不同,前者高于后者,差异有统计学意义($t=8.218$,$P=0.000$)。

九、健康教育与患者自我管理行为水平

有人对其进行健康教育的尘肺病患者,自我管理行为水平测评分数相对较高,为 103.12±15.75,而未接受过健康教育的尘肺病患者自我管理行为水平测评分数则较低,为 89.93±11.59。经检验,接受过健康教育与未接受过健康教育的尘肺病患者,自我管理行为水平不同,前者高于后者,差异有统计学意义($t=9.093$,$P=0.000$)。

十、尘肺类型与患者自我管理行为水平

硅肺患者自我管理行为水平测评分数较低，为 91.83±13.69，而其他尘肺病患者自我管理行为水平测评分数则相对较高，为 96.30±14.69。经检验，尘肺类型不同的患者自我管理行为水平也不同，差异有统计学意义($t=3.443$，$P=0.001$)。

十一、尘肺分期与患者自我管理行为水平

症状越严重的尘肺病患者自我管理行为水平测评分数越低。其中，一期尘肺病患者自我管理行为水平测评分数最高，为 99.50±12.32，而三期尘肺病患者自我管理行为水平测评分数最低，为 79.44±15.03。经检验，分期不同的尘肺病患者自我管理行为水平也不同，差异有统计学意义($F=66.320$，$P=0.000$)。总体趋势为症状越严重的尘肺病患者自我管理行为水平越低。

十二、报销方式与患者自我管理行为水平

医疗费用完全报销的尘肺病患者自我管理行为水平测评分数相对较高，为 94.95±14.47，其次为部分报销的尘肺病患者，而医疗费用完全自费的尘肺病患者自我管理行为水平测评分数最低，为 91.28±16.50。经检验，报销方式不同的尘肺病患者自我管理行为水平并无统计学差异($F=1.729$，$P=0.179$)。

十三、并发症与患者自我管理行为水平

无并发症的尘肺病患者自我管理行为水平相对较高，测评分数为 94.45±17.36，而有并发症的尘肺病患者自我管理行为水平则较低，测评分数为 93.80±13.38。但检验结果显示，二者差异并无统计学意义($t=0.407$，$P=0.684$)。

十四、病程长短与患者自我管理行为水平

病程一般的尘肺病患者自我管理行为水平相对较高，测评分数为 103.48±17.33，其次为病程较长的尘肺病患者，而病程较短的尘肺病患者自我管理行为水平则较低，测评分数为 82.47±14.67。检验结果显示，病程不同的尘肺病患者自我管理行为水平也不同，差异有统计学意义($F=76.857$，$P=0.000$)。

综上所述，单因素分析结果显示，与尘肺病患者自我管理行为水平相关的因素有 8 个，分别为患者年龄、文化水平、就诊地点、督导、健康教育、尘肺类型、尘肺分期及病程长短。

第二节 自我管理行为水平多因素分析

一、回归模型的构建

由于尘肺病患者自我管理行为水平高低的划分尚无金标准，本研究遵循3∶7的原则，即高水平所占比例为30%，而低水平所占比例为70%。故以量表分数99为界值，高于99者为自我管理行为水平高，否则为自我管理行为水平低。以尘肺病患者自我管理行为水平为因变量，以单因素分析中有统计学意义的8个指标为自变量，建立二分类logistic回归模型。详见表11-2。

表11-2 logistic回归模型的变量及赋值

变量	赋值
因变量(行为水平)	0=水平低;1=水平高
文化水平	1=初中及以下;2=高中;3=大专及以上
年龄	1=35岁以下;2=35～49岁;3=50～64岁;4=65岁及以上
尘肺分期	1=一期;2=二期;3=三期
尘肺类型	1=硅肺;2=其他尘肺
健康教育	1=接受;2=未接受
督导与否	1=有人督导;2=无人督导
就诊地点	1=门诊;2=住院
病程长短	1=较短;2=一般;3=较长

二、回归结果分析

分析结果显示，与尘肺病患者自我管理行为水平相关的因素有4个，分别为：文化水平、年龄、尘肺分期及病程长短。详见表11-3。

表11-3 尘肺病患者自我管理行为水平多因素分析结果

变量	*B*	wald	Sig.	*OR*	95%CI	
					下限	上限
文化水平		36.635	0.000			
初中及以下	−4.472	30.504	0.000	0.011	0.002	0.056
高中	−2.833	13.844	0.000	0.059	0.013	0.262

续表

变量	B	wald	Sig.	OR	95%CI	
					下限	上限
患者年龄		8.186	0.042			
0～34 岁	1.616	7.172	0.007	5.033	1.542	16.423
35～49 岁	1.379	5.700	0.017	3.970	1.280	12.314
50～64 岁	1.072	3.383	0.066	2.922	0.932	9.160
尘肺分期		5.652	0.059			
一期	2.261	4.101	0.043	9.593	1.076	85.566
二期	1.690	2.101	0.147	5.421	0.551	53.292
硅肺	0.063	0.051	0.821	1.065	0.618	1.836
健康教育	−0.089	0.063	0.802	0.915	0.457	1.831
有人督导	−0.096	0.084	0.773	0.909	0.475	1.740
门诊	−0.137	0.218	0.641	0.872	0.491	1.550
病程长短		21.208	0.000			
较短	−1.899	5.547	0.019	0.150	0.031	0.727
一般	1.147	12.291	0.000	3.148	1.658	5.977
常数	−1.005	0.501	0.479	0.366		

(一)患者文化水平与自我管理行为水平

与大专及以上文化水平的尘肺病患者相比，初中及以下、高中文化水平的尘肺病患者自我管理行为水平较低，差异有统计学意义。二者的 OR 值分别为 0.011 和 0.059，说明文化水平越高的尘肺病患者，自我管理的行为水平就越高。

(二)患者年龄与自我管理行为水平

与 65 岁及以上的尘肺病患者相比，35 岁以下、35～49 岁的尘肺病患者自我管理行为水平相对较高，差异有统计学意义。二者的 OR 值分别为 5.033 和 3.970，说明 35 岁以下的尘肺病患者自我管理行为水平最高，其次为 35～49 岁的尘肺病患者。

(三)尘肺分期与自我管理行为水平

与对照组即处于三期的尘肺病患者相比，一期尘肺病患者自我管理行为水平相对较高，差异有统计学意义（$OR=9.593$，$P=0.043$）。

(四)病程与自我管理行为水平

与对照组即病程较长的尘肺病患者相比,病程一般的尘肺病患者自我管理行为水平相对较高,差异有统计学意义($OR=3.148, P=0.000$)。而病程较短的尘肺病患者自我管理行为水平则较低,差异有统计学意义($OR=0.150, P=0.019$)。

本章对尘肺病患者自我管理的总体水平进行了分析,分析结果显示,尘肺病患者的自我管理行为水平较低。在此基础上,笔者确定了与尘肺病患者自我管理行为水平相关的因素:文化水平、年龄、尘肺分期及病程长短。

第十二章　自我管理路径分析

第一节　相关性分析

一、尘肺病患者自我管理与生活质量的相关性

一般认为，相关系数小于 0.40 为低度相关，在 0.40～0.70 之间为中度相关，大于 0.70 为高度相关。尘肺病患者自我管理量表各维度得分与生活质量量表总得分的相关系数在 0.397～0.478 之间，为低、中度相关；量表总分与生活质量总分的相关系数为 0.513，为中度相关，均具统计学意义（$P<0.05$），具体见表 12-1。

表 12-1　　尘肺病患者自我管理得分与生活质量得分的相关分析

项目	日常生活能力	社会活动情况	抑郁心理症状	焦虑心理症状	生活质量
症状管理	0.692	0.447	−0.347	−0.378	0.397
疾病知识管理	0.386	0.377	−0.416	−0.451	0.478
不良嗜好管理	0.421	0.419	−0.436	−0.368	0.402
依从性管理	0.376	0.527	−0.385	−0.563	0.422
日常生活管理	0.718	0.366	−0.448	−0.498	0.473
情绪管理	0.240	0.235	−0.612	−0.676	0.461
自我管理效能	0.478	0.373	−0.553	−0.498	0.461
自我管理	0.456	0.348	−0.468	−0.501	0.513

二、尘肺病患者自我管理与社会支持的相关性

尘肺病患者自我管理量表各维度得分与社会支持量表总分的相关系数在

0.263～0.432 之间，为低度相关；但量表总分与社会支持量表总分的相关系数为 0.667，属于中度相关，经检验，均具有统计学意义（$P<0.05$）。详见表 12-2。

三、尘肺病患者自我管理与抑郁的相关性

自我管理量表各维度得分与抑郁自评量表得分的相关系数为 0.284～0.667，为中、低度相关；但量表总分与抑郁自评量表得分的相关系数为 0.691，为中度相关，经检验，均具有统计学意义（$P<0.05$）。详见表 12-2。

表 12-2　自我管理量表各维度得分与社会支持及抑郁的相关分析

项目	社会支持	抑郁心理
症状管理维度	0.397	−0.345
疾病知识管理维度	0.378	−0.284
不良嗜好管理维度	0.371	−0.462
依从性管理维度	0.289	−0.301
日常生活管理维度	0.263	−0.336
情绪管理维度	0.411	−0.598
自我管理效能维度	0.432	−0.667
自我管理量表总分	0.667	−0.691

第二节　自我管理路径分析

一、路径分析模型的构建

众多研究表明，自我管理可以改善患者的生活质量，而抑郁、社会支持与自我管理密切相关。为进一步研究变量间的因果关系，笔者采用路径分析法，研究这 4 个变量间的因果关系及影响情况。笔者采用本研究制定的尘肺病患者自我管理测评量表以及尘肺病患者生活质量调查表、抑郁自评量表、社会支持量表对 480 名尘肺病患者进行调查，并以此数据进行路径分析，先从饱和模型逐步调整修正，最后得到拟合程度高的修正模型。详见图 12-1。

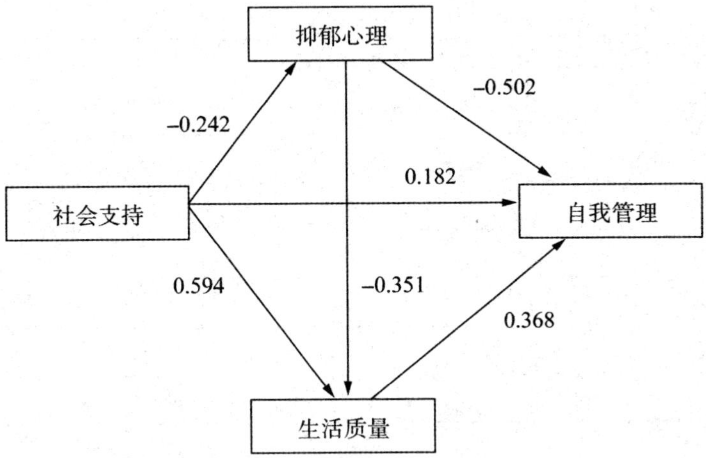

图 12-1　生活质量、抑郁心理、社会支持与自我管理的路径分析

路径分析结果显示，生活质量对自我管理有直接影响（β=0.368），表明生活质量越高，自我管理水平越高。

抑郁心理对自我管理的影响通过两种方式进行：一是通过生活质量以间接方式进行（β=－0.351），二是对自我管理直接造成影响（β=－0.501）。

社会支持对自我管理的影响是通过三种方式进行：一是通过生活质量以间接方式进行（β=0.594），二是通过抑郁心理以间接方式进行（β=－0.242），三是对自我管理直接造成影响（β=0.182）。

可见，生活质量作为中间变量能调节抑郁与自我管理及社会支持与自我管理的关系。图 12-1 中所有路径系数均有统计学意义（$P<0.05$）。

二、路径分析模型的检验

整体拟合模型$\chi^2=0.126$，$P>0.01$，表明本研究假设模型的协方差矩阵与实证资料的协方差矩阵之间没有显著差异。因此，假设模型与实证数据拟合良好，可以接受。χ^2/df 值小于 5。显示此模型可以接受；RMSEA＝0.021，小于 0.05，显示本假设模型良好；GFI 值为 0.925，大于接受值 0.9，显示模型可以接受；AGFI＝0.931，大于接受值 0.90，显示模型可以接受。从相对指数来看，NFI＝0.945，高于接受值 0.90，显示模型可以接受；CFI、IFI 值分别为 0.921 和 0.925，远大于接受值 0.9，显示模型拟合良好。由此，各项拟合指标均达到一定标准，说明整个模型拟合良好。详见表 12-3。

表 12-3　　结构方程模型拟合情况评价

检验统计量	适配标准	样本值
绝对拟合指数		
χ^2/df	2.0～5.0	3.213
GFI	>0.90	0.925
AGFI	>0.90	0.931
RMR	<0.05	0.036
RMSEA	<0.08	0.021
相对拟合指数		
NFI	>0.90	0.945
IFI	>0.90	0.925
CFI	>0.90	0.921

下篇

尘肺病患者对自我管理干预的需求分析

第十三章　自我管理干预需求研究概述

第一节　研究目的及意义

本研究在前期编制尘肺病患者自我管理测评量表的基础上，了解尘肺病患者自我管理的现状，并评价其对自我管理干预的需求。具体目标为：

(1)了解尘肺病患者自我管理的现状。

(2)评价尘肺病患者对自我管理干预的需求。

(3)明确影响尘肺病患者对自我管理干预需求的主要因素。

第二节　研究内容与框架

一、研究内容

(一)国内外相关研究进展

对国内外关于自我管理、行为干预等方面的研究内容进行分析与归纳，为本研究的设计与实施提供依据。

(二)患者对干预的需求评价

从主观和客观两方面，评价尘肺病患者对干预的需求。

(三)需求影响因素的确定

确定影响干预需求的关键因素，从而确定需要干预的重点人群。

二、研究框架

哪些尘肺病患者在主观上愿意接受干预措施？哪些尘肺病患者在客观上应该接受干预？详见图 13-1。

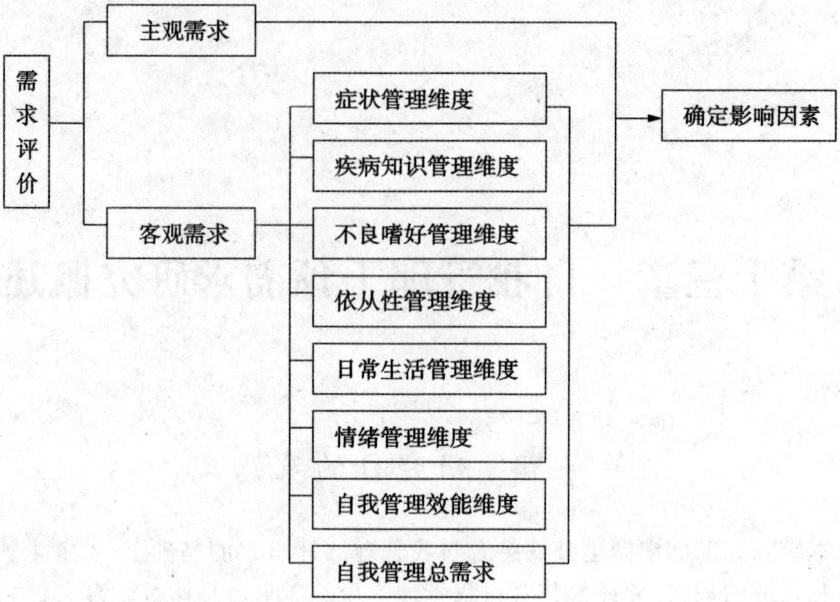

图 13-1　需求评价及影响因素分析的研究框架

第三节　研究思路与方法

一、研究思路

一般意义上，研究计划的步骤表现为：计划的各项措施与安排以及计划内容的完整性。

（一）明确研究课题的内涵

明确研究对象、问题和方法，部署所要研究的问题，特别是对某项目的具体行动步骤进行设计，采取收集资料和量表编制相结合的方法。把研究计划付诸行动，在行动过程中，不断发现问题、研究问题，并根据行动的实际情况随时调整计划、完善行动以及在良性的状态中解决问题。

（二）阐述课题研究的背景

即根据什么、受什么启发而开展本项研究，以及此项研究的目的和意义，也就是为什么要研究、研究的价值是什么、解决什么问题、国内外研究的历史和现状如何以及本课题研究的特色或突破点是什么。首先，认真、仔细查阅与本课题有关的文献资料，了解前人或他人对课题或有关问题做过哪些研究及其研究的指导思想、研究范围、方法、成果等。其次，把已有研究成果作为自己的研究起点,并从中发现以往研究的不足。最后,确认自己的创意,从而确定自己研究的特色或出发点。这样既可以更加突出本课题研究的价值、意义、也可以使自己开阔眼界、受到启发、拓展思路。

(三)对研究范围边界的确定

本研究有一定的研究范围:一是对研究对象总体范围进行界定,二是对一些研究对象的模糊概念进行界定,三是对关键概念的界定。这既关系到研究对象如何选取,也关系到研究成果的适用范围。对研究课题中的一些关键概念必须下比较明确的定义,使本研究在确定的范围内开展,做到研究思路明确清晰,具有可操作性,使本研究成为一个有确切含义的研究。

(四)确定课题研究的内容

按照理论先行—热点问题—关键问题—准确选定科学问题—分析难点问题的研究路线,辨别问题根本原因,得出解决方案,确立最佳方案,并有效运用工具表单和问题陈述检查表(构成要素)。具体研究内容此处不再赘述。

二、研究方法

(一)文献法

利用文献情报分类回顾分析法和文献资料分析优选法对国内外已开展的自我管理研究进行回顾性分析,对已有的自我管理的条目进行收集、汇总与分析。主要来源是中文数据库 CNKI、CBM、万方数据库等,外文数据库 Medline、Proquest、Elsevier、PubMed 等,以及政府文件、政府网站、报告等,检索词为“慢性病”“尘肺病”“自我管理”“项目评价”“需求评价”等。

(二)现场调查

本课题的现场调查方法在本书第一章中已进行详细介绍,此处不再赘述。

(三)统计与分析方法

将原始数据资料进行编码整理后,录入计算机,用 Access 建立数据库,在进行逻辑分析和处理后,利用统计软件 SPSS17.0 进行数据分析。研究所采取的分析方法如下:

1.采用一般描述性分析方法描述样本人群的基本特征及肺结核患者自我管理的现状。

2.单因素分析方法包括χ^2检验和 t/F 检验,多因素分析包括二分类 logistic 回归及有序多分类 logistic 回归。本研究技术路线如图 13-2 所示。

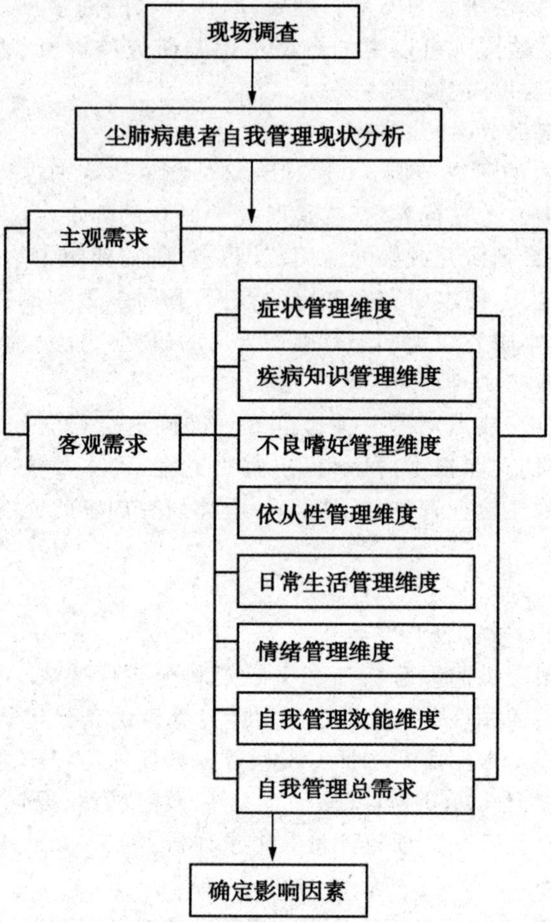

图 13-2　需求评价及影响因素分析的技术路线

第十四章　患者对干预的主观需求分析

第一节　主观需求基本情况

一项政策或干预项目的实施，均需要首先对目标人群进行需求分析，而主观需求则反映了目标人群对干预项目或政策的接受程度，因此，在一定程度上决定了政策或干预项目能否得以顺利实施，并取得预期的效果。本研究在对尘肺病患者的自我管理行为进行干预之前，也针对目标人群对干预的主观需求进行了评价。

本研究现场调查结果显示，在 480 名尘肺病患者中，有 349 名尘肺病患者表示对干预有需求，说明 72.7％的患者对干预有主观需求。

第二节　主观需求影响因素分析

一、单因素分析结果

(一)性别与主观需求

女性尘肺病患者对干预的主观需求率相对较高，为 90.6％，而男性尘肺病患者的主观需求率则较低，为 70.0％。经检验，性别不同的尘肺病患者对干预的主观需求也不同，前者高于后者，差异有统计学意义($\chi^2=14.291$，$P=0.000$)。详见表 14-1。

表 14-1　　尘肺病患者对干预主观需求的单因素分析结果

项目	主观需求		χ^2值	P 值
	无需求	有需求		
性别			14.291	0.000
男性	125(30.0)	291(70.0)		
女性	6(9.4)	58(90.6)		
户口类型			0.038	0.845
城镇户口	61(26.9)	166(73.1)		
农村户口	70(27.7)	183(72.3)		
患者年龄			6.488	0.090
0～34 岁	13(18.6)	57(81.4)		
35～49 岁	27(23.7)	87(76.3)		
50～64 岁	64(29.1)	156(70.9)		
65 岁及以上	27(35.5)	49(64.5)		
婚姻状况			6.774	0.034
未婚	20(18.0)	91(82.0)		
已婚	94(28.7)	222(70.3)		
离异/丧偶	17(32.1)	36(67.9)		
文化水平			51.357	0.000
初中及以下	108(38.8)	170(61.2)		
高中	22(12.9)	148(87.1)		
大专及以上	1(3.1)	31(96.9)		
患者月收入(元)			0.190	0.909
0～2999 元	25(26.0)	71(74.0)		
3000～5999 元	63(27.0)	170(73.0)		
6000 元及以上	43(28.5)	108(71.5)		
就诊地点			2.729	0.099
门诊	40(22.9)	135(77.1)		
住院	91(29.8)	214(70.2)		
督导与否			11.356	0.001

续表

项目	主观需求		χ^2值	P 值
	无需求	有需求		
督导	34(18.7)	148(81.3)		
无人督导	97(32.6)	201(67.4)		
健康教育			31.667	0.000
接受	16(11.0)	130(89.0)		
未接受	115(34.4)	219(65.6)		
尘肺类型			0.391	0.532
硅肺	66(26.1)	187(73.9)		
其他尘肺	65(28.6)	162(71.4)		
尘肺分期			11.408	0.003
一期	58(21.5)	212(78.5)		
二期	63(36.2)	111(63.8)		
三期	10(27.8)	26(72.2)		
报销方式			3.554	0.169
完全报销	72(27.0)	195(73.0)		
部分报销	43(24.9)	130(75.1)		
不报销	16(40.0)	24(60.0)		
并发症			0.027	0.871
有	28(26.7)	77(73.3)		
无	103(27.5)	272(72.5)		
病程长短			21.245	0.000
较短	45(42.5)	61(57.5)		
一般	16(14.7)	93(85.3)		
较长	70(26.4)	195(73.6)		

（二）户口类型与主观需求

城镇户口的尘肺病患者对干预的主观需求率相对较高，为 73.1%，而农村户口的尘肺病患者的主观需求率则较低，为 72.3%。但检验结果显示，户口类型不同的尘肺病患者对干预的主观需求并无统计学差异（$\chi^2=0.038$，$P=0.845$）。

（三）患者年龄与主观需求

年龄越高的尘肺病患者对干预的主观需求越低，其中，35岁以下的尘肺病患者对干预的主观需求率最高，为81.4%，而65岁及以上的尘肺病患者主观需求率则最低，为64.5%。但检验结果显示，不同年龄组的尘肺病患者对干预的主观需求并无统计学差异（$\chi^2=6.488$，$P=0.090$）。

（四）婚姻状况与主观需求

未婚的尘肺病患者对干预的主观需求最高，为82.0%，其次为已婚的尘肺病患者，为70.3%，而离异/丧偶的尘肺病患者对干预的主观需求率则最低，为67.9%。检验结果显示，婚姻状况不同的尘肺病患者对干预的主观需求也不同，差异有统计学意义（$\chi^2=6.774$，$P=0.034$）。

（五）文化水平与主观需求

文化水平越高的尘肺病患者对干预的主观需求越高，其中，初中及以下文化水平的尘肺病患者对干预的主观需求率则最低，为61.2%，大专及以上文化水平的尘肺病患者对干预的主观需求率最高，为96.9%。检验结果显示，文化水平不同的尘肺病患者对干预的主观需求也不同，差异有统计学意义（$\chi^2=51.357$，$P=0.000$）。总体趋势为文化水平越高，患者对干预的主观需求也越高。

（六）收入水平与主观需求率

收入水平越高的尘肺病患者对干预的主观需求越低，其中，3000元以下月收入的尘肺病患者对干预的主观需求率最高，为74.0%，而6000元以上月收入的尘肺病患者对干预的主观需求率最低，为71.5%。但检验结果显示，收入水平不同的尘肺病患者对干预的主观需求并无统计学差异（$\chi^2=0.190$，$P=0.909$）。

（七）就诊地点与主观需求

就诊地点为门诊的尘肺病患者对干预的主观需求相对较高，为77.1%，而就诊地点为住院的尘肺病患者对干预的主观需求率则较低，为70.2%。但检验结果显示，就诊地点不同的尘肺病患者对干预的主观需求并无统计学差异（$\chi^2=2.729$，$P=0.099$）。

（八）督导与否与主观需求

有人对其自我管理行为进行督导的尘肺病患者，对干预的主观需求相对较高，为81.3%，而无人对其进行督导的尘肺病患者，对干预的主观需求率则较低，为67.4%。检验结果显示，有人督导与无人督导的尘肺病患者，对干预的主观需求不同，前者高于后者，差异有统计学意义（$\chi^2=11.356$，$P=0.001$）。

（九）健康教育与主观需求

接受过健康教育的尘肺病患者，对干预的主观需求率相对较高，为89.0%，而未接受过健康教育的尘肺病患者，对干预的主观需求率则较低，为 65.6%。检验结果显示，接受过健康教育与未接受过健康教育的尘肺病患者，对干预的主观需求不同，前者高于后者，差异有统计学意义（$\chi^2=31.667$，$P=0.000$）。

（十）尘肺类型与主观需求

硅肺患者对干预的主观需求率相对较高，为 73.9%，而其他类型的尘肺病患者对干预的主观需求率则较低，为 71.4%。但检验结果显示，尘肺类型不同的尘肺病患者对干预的主观需求并无统计学差异（$\chi^2=0.391$，$P=0.532$）。

（十一）尘肺分期与主观需求

处于一期的尘肺病患者对干预的主观需求最高，为 78.5%，其次为处于三期的尘肺病患者，为 72.2%，而处于二期的尘肺病患者主观需求率则最低，为 63.8%。检验结果显示，处于不同分期的尘肺病患者，对干预的主观需求也不同，差异有统计学意义（$\chi^2=11.408$，$P=0.003$）。

（十二）报销方式与主观需求

医疗费用部分报销的尘肺病患者对干预的主观需求最高，为 75.1%，其次为医疗费用完全报销的尘肺病患者，为 73.0%，而医疗费用完全自理的尘肺病患者，对干预的主观需求率则最低，为 60.0%。但检验结果显示，报销方式不同的尘肺病患者，对干预的主观需求并无统计学差异（$\chi^2=3.554$，$P=0.169$）。

（十三）并发症与主观需求

有、无并发症的尘肺病患者对干预的主观需求相差无几，分别为 73.3% 和 72.5%，经检验，差异无统计学意义（$\chi^2=0.027$，$P=0.871$）。

（十四）病程长短与主观需求

病程长度一般的尘肺病患者，对干预的主观需求最高，其次为病程长度较长的患者，而病程较短的患者主观需求最低，经检验，差异有统计学意义（$\chi^2=21.245$，$P=0.000$）。

综上所述，单因素分析初步确定了 6 个尘肺病患者对干预主观需求的相关因素，分别为文化水平、性别、尘肺分期、健康教育、督导、病程长短。

二、多因素分析结果

（一）回归模型的构建

以尘肺病患者对干预项目有无主观需求为因变量，以单因素分析中有统计学意义的 6 个指标为自变量，构建 logistic 回归模型。详见表 14-2。

表 14-2　　logistic 回归模型的变量及赋值

变量	赋值
因变量(需求与否)	0＝无需求；1＝有需求
文化水平	1＝初中及以下；2＝高中；3＝大专及以上
性别	1＝男性；2＝女性
尘肺分期	1＝一期；2＝二期；3＝三期
健康教育	1＝接受；2＝未接受
督导与否	1＝有人督导；2＝无人督导
病程长短	1＝较短；2＝一般；3＝较长

(二)回归结果分析

回归结果显示，与尘肺病患者对干预项目的主观需求相关的因素有 3 个，分别为文化水平、性别及病程长短。详见表 14-3。

表 14-3　　尘肺病患者对干预的主观需求的多因素分析结果

变 量	B	S. E	Sig.	Exp (B)	95%CI	
					下限	上限
文化水平			0.000			
初中及以下	－2.550	1.074	0.018	0.078	0.010	0.641
高中	－1.267	1.056	0.230	0.282	0.036	2.234
男性	－1.291	0.462	0.005	0.275	0.111	0.680
尘肺分期			0.144			
一期	－0.919	0.478	0.055	0.399	0.156	1.019
二期	－0.572	0.433	0.187	0.565	0.242	1.320
健康教育	0.615	0.359	0.087	1.850	0.915	3.743
有人督导	0.054	0.265	0.840	1.055	0.627	1.775
病程长短			0.060			
较短	－0.676	0.285	0.018	0.509	0.291	0.889
一般	－0.214	0.355	0.548	0.808	0.403	1.620
常数	5.004	1.255	0.000	149.021		

1. 文化水平与主观需求

与对照组即大专及以上文化水平的尘肺病患者相比，初中及以下文化水平的尘肺病患者对干预的主观需求较低，差异有统计学意义（$OR=0.078$，$P=0.018$）。

2. 性别与主观需求

与对照组即女性尘肺病患者相比，男性尘肺病患者对干预的主观需求较低，差异有统计学意义（$OR=0.275$，$P=0.005$）。

3. 病程长短与主观需求

与对照组即病程较长的尘肺病患者相比，病程较短的尘肺病患者对干预的主观需求较低，差异有统计学意义（$OR=0.509$，$P=0.018$）。

第十五章 患者对干预的客观需求分析

第一节 症状管理维度需求分析

在症状管理维度，尘肺病患者对干预项目的客观需求分数为 12.17±5.56，需求指数为 40.6%，说明尘肺病患者对干预的客观需求较高。

一、单因素分析

(一)文化水平与客观需求

在症状管理维度，随着尘肺病患者文化水平的提高，对干预的客观需求分数降低。其中，初中及以下文化水平的尘肺病患者需求分数最高，为 14.21±4.84，而大专及以上文化水平的尘肺病患者需求分数最低，为 5.97±5.72。经检验，文化水平不同的尘肺病患者对干预的需求也不同，差异有统计学意义($F=65.107$，$P=0.000$)。总体趋势为尘肺病患者文化水平越低，在症状管理维度对干预的需求越高。详见表 15-1。

表 15-1　　患者干预需求影响因素的单因素分析(症状管理维度)

项目	人数	平均数	标准差	t/F 值	P 值
文化水平				65.107	0.000
初中及以下	278	14.21	4.84		
高中	170	10.01	4.95		
大专及以上	32	5.97	5.72		
患者年龄				13.515	0.000
0～34 岁	70	8.94	5.95		
35～49 岁	114	11.59	5.06		

续表

项目	人数	平均数	标准差	t/F 值	P 值
50～64 岁	220	12.81	5.05		
65 岁及以上	76	14.17	6.06		
性别				2.195	0.031
男性	416	12.42	5.40		
女性	64	10.58	6.36		
尘肺分期				52.089	0.000
一期	270	10.16	5.17		
二期	174	14.36	5.05		
三期	36	16.69	4.08		
户口类型				0.924	0.356
城镇户口	227	11.93	5.57		
农村户口	253	12.40	5.56		
尘肺类型				1.601	0.110
硅肺	253	12.56	5.37		
其他尘肺	227	11.74	5.75		
婚姻状况				0.428	0.652
未婚	111	12.14	5.89		
已婚	316	12.29	5.41		
离异/丧偶	53	11.53	5.84		
报销方式				0.503	0.605
完全报销	267	12.13	5.60		
部分报销	173	12.41	5.46		
不报销	40	11.45	5.80		
健康教育				9.322	0.000
接受	146	8.88	5.20		
未接受	334	13.61	5.09		
督导与否				6.133	0.000
督导	182	10.25	5.61		

续表

项目	人数	平均数	标准差	t/F 值	P 值
无人督导	298	13.35	5.20		
患者月收入				0.027	0.973
0～2999 元	96	12.15	5.55		
3000～5999 元	233	12.23	5.54		
6000 元及以上	151	12.10	5.63		
并发症				0.003	0.998
无	105	12.17	5.57		
有	375	12.17	5.57		
就诊地点				2.186	0.029
门诊	175	12.90	5.83		
住院	305	11.75	5.37		
病程长短				50.834	0.000
较短	106	15.84	4.96		
一般	109	8.89	5.49		
较长	265	12.06	4.92		

(二)年龄与客观需求

在症状管理维度,随着年龄的增长,尘肺病患者对干预的需求分数就越大。其中,35 岁以下的尘肺病患者需求分数最低,为 8.94±5.95,而 65 岁及以上的尘肺病患者的需求分数最高,为 14.17±6.06。检验结果显示,不同年龄组的尘肺病患者对干预的需求也不同,差异有统计学意义($F=13.515$,$P=0.000$)。总体趋势为尘肺病患者年龄越大,在症状管理维度对干预的需求则越高。

(三)性别与客观需求

在症状管理维度,男性尘肺病患者对干预的需求分数相对较高,为 12.42±5.40,而女性尘肺病患者对干预的需求分数则相对较低,为 10.58±6.36。检验结果显示,不同性别的尘肺病患者对干预的需求也不同,差异有统计学意义($t=2.195$,$P=0.031$)。

(四)尘肺分期与客观需求

在症状管理维度,病情越严重的尘肺病患者对干预的需求分数则越高。其中,尘肺一期的患者需求分数最低,为 10.16±5.17,而尘肺三期的患者对干预的需求分数则相对较高,为 16.69±4.08。检验结果显示,处于不同分期的尘肺病患者对干预的需求也不同，差异有统计学意义（$F=52.089$，$P=0.000$）。总体趋势为尘肺病患者病情越严重，对干预的客观需求则越高。

（五）户口类型与客观需求

在症状管理维度，农村户口的尘肺病患者对干预的需求分数相对较高，为12.40±5.56，而城镇户口的尘肺病患者对干预的需求分数相对较低，为11.93±5.57。但检验结果显示，户口类型不同尘肺病患者对干预的需求并无统计学差异（$t=0.924$，$P=0.356$）。

（六）尘肺类型与客观需求

在症状管理维度，硅肺患者对干预的需求分数相对较高，为12.56±5.37，而其他类型的尘肺病患者对干预的需求分数相对较低，为11.74±5.75。但检验结果显示，不同类型的尘肺病患者对干预的需求并无统计学差异（$t=1.601$，$P=0.110$）。

（七）婚姻状况与客观需求

在症状管理维度，已婚的患者对干预的需求分数相对较高，为12.29±5.41，其次为未婚的尘肺病患者，而离异/丧偶的尘肺病患者对干预的需求分数则最低，为11.53±5.84。但检验结果显示，婚姻状况不同的尘肺病患者对干预的需求并无统计学差异（$F=0.428$，$P=0.652$）。

（八）报销方式与客观需求

在症状管理维度，医疗费用部分报销的尘肺病患者对干预的需求分数相对较高，为12.41±5.46，其次为完全报销的尘肺病患者，而自费的尘肺病患者对干预的需求分数则最低。但检验结果显示，报销方式不同的尘肺病患者对干预的需求并无统计学差异（$F=0.503$，$P=0.605$）。

（九）健康教育与客观需求

在症状管理维度，接受过健康教育的尘肺病患者对干预的需求分数相对较低，为8.88±5.20，而未接受过健康教育的尘肺病患者对干预的需求分数则较高，为13.61±5.09。检验结果显示，接受与未接受过健康教育的尘肺病患者对干预的客观需求也不同，后者高于前者，差异有统计学意义（$t=9.322$，$P=0.000$）。

（十）督导与客观需求

在症状管理维度，有人对其进行督导的尘肺病患者对干预的需求分数相对较低，为10.25±5.61，而无人对其进行督导的尘肺病患者对干预的需求分数相对较高，为13.35±5.20。检验结果显示，有人督导与无人督导的尘肺病患者对干预的客观需求也不同，后者高于前者，差异有统计学意义（$t=6.133$，$P=0.000$）。

（十一）收入水平与客观水平

在症状管理维度，3000～5999元月收入的尘肺病患者对干预的需求分数最高，为 12.23±5.54，其次为 3000 元以下月收入的尘肺病患者，而 6000 元以上月收入的患者需求分数则最低。但检验结果显示，不同收入水平的尘肺病患者对干预的需求并无统计学差异（$F=0.027$，$P=0.973$）。

（十二）并发症与客观需求

在症状管理维度，有并发症与无并发症的尘肺病患者，对干预的需求分数均为 12.17±5.57，经检验，二者差异无统计学意义（$t=0.003$，$P=0.998$）。

（十三）就诊地点与客观需求

在症状管理维度，门诊的尘肺病患者对干预的需求分数相对较高，为 12.90±5.83，而住院的尘肺病患者对干预的需求分数则相对较低，为 11.75±5.37。检验结果显示，门诊与住院两种就诊地点的患者对干预的需求也不同，前者高于后者，差异有统计学意义（$t=2.186$，$P=0.029$）。

（十四）病程长短与客观需求

在症状管理维度，病程较短的尘肺病患者对干预的需求分数相对较高，为 15.84±4.96，其次为病情较长的尘肺病患者，而病程居中的尘肺病患者对干预的需求分数则最低。检验结果显示，病程不同的尘肺病患者对干预的需求也不同，差异有统计学意义（$F=50.834$，$P=0.000$）。

综上所述，单因素分析初步确定了与干预需求相关的因素：文化水平、年龄、性别、尘肺分期、健康教育、督导、就诊地点与病程长短。

二、多因素分析

（一）回归模型的构建

由于目前尚缺乏关于尘肺病患者自我管理水平相关的金标准，因此，按照常规划分方法，将 $\overline{X}\pm S$ 作为界值，低于 $\overline{X}-S$ 者界定为低需求，将高于 $\overline{X}+S$ 者界定为高需求，介于二者之间者界定为中等需求。

按照这一标准，需求分数 0～6 分者为低需求，7～17 分者为中等需求，18～30 分者为高等需求。调查结果显示，480 名尘肺病患者中，101 名为低需求，243 名为中等需求，136 名为高等需求，所占比例分别为 21.0%、50.6%和 28.4%。

由于患者对干预项目的客观需求为有序多分类变量，因此，普通的 logistic 回归以及多分类 logistic 回归并不适用于构建回归模型，本研究选择有序 logistic 回归模型（连接函数为 logit）进行分析。解释变量为单因素分析中有统计学意义的 8 个变量，分别为：文化水平、年龄、性别、尘肺分期、健康教育、督导、就诊地点及病程长短。详见表 15-2。

表 15-2　　回归模型中自变量及因变量赋值情况

类别	变量赋值
因变量(分类变量)	
客观需求程度	1=低需求;2=中等需求;3=高需求
文化水平	1=初中及以下;2=高中;3=大专及以上
年龄	1=35 岁以下;2=35～49 岁;3=50～64 岁;4=65 岁及以上
性别	1=男性;2=女性
尘肺分期	1=一期;2=二期;3=三期
健康教育	1=接受;2=未接受
督导与否	1=有人督导;2=无人督导
就诊地点	1=门诊;2=住院
病程长短	1=较短;2=一般;3=较长

(二)回归结果分析

1. 回归模型的检验

有序 logistic 回归模型与其他模型一样,也有其适用条件,本研究分别从模型拟合信息情况、平行性检验以及拟合度检验三个方面,验证有序 logistic 回归模型的适用性以及拟合效果。

(1)回归模型拟合信息情况:对回归模型中是否所有偏回归系数都为 0 进行检验,检验结果显示,$\chi^2=133.655$,$P=0.000$,说明自变量对于解释尘肺病患者对干预项目需求的优势比例变化是有用的,详见表 15-3。

表 15-3　　有序 logistic 回归模型拟合信息情况

模型	−2 对数似然值	χ^2 值	自由度	显著性
仅截距	629.995			
最终	496.330	133.665	13	0.000

(2)回归模型的平行性检验:通过平行性检验来验证自变量对于因变量的影响在两个回归模型中是否相同,结果显示,$\chi^2=9.507$,$P=0.734(>0.05)$,说明自变量在两个回归模型中的偏回归系数是相同的。详见表 15-4。

表 15-4　　有序 logistic 回归模型平行性检验

模型	−2 对数似然值	χ^2 值	自由度	显著性
零假设	496.330			
广义	486.823	9.507	13	0.734

注:零假设规定位置参数(斜率系数)在各响应类别中都是相同的。

(3)回归模型的拟合度检验:回归模型的拟合度检验结果显示,$\chi^2=362.461$,$P=0.528(>0.05)$,说明模型的拟合效果较好。详见表 15-5。

表 15-5　　有序 logistic 回归模型拟合度检验

项目	χ^2 值	自由度	P 值
Pearson	362.461	365	0.528
偏差	358.644	365	0.584

2. 回归结果分析

根据参数估计及检验结果,在 $\alpha=0.05$ 的显著水平上,与尘肺病患者对干预项目客观需求相关的因素有 3 个,分别为性别、尘肺分期及病程长短。详见表 15-6。

表 15-6　　有序 logistic 回归模型参数估计及检验

项目	因素	estimate	wald	Sig.	95%CI	
					下限	上限
Y	需求水平=1	−1.796	6.838	0.009	−3.142	−0.450
	需求水平=2	0.993	2.108	0.147	−0.348	2.335
X_1	文化水平=1	0.890	3.580	0.058	−0.032	1.813
	文化水平=2	0.663	2.454	0.117	−0.167	1.492
	文化水平=3	0	—	—	—	—
X_2	年龄=1	−0.694	3.683	0.055	−1.403	0.015
	年龄=2	−0.493	2.217	0.137	−1.141	0.156
	年龄=3	−0.180	0.299	0.585	−0.827	0.466
	年龄=4	0	—	—	—	—
X_3	性别=1	0.549	3.889	0.049	0.003	1.094
	性别=2	0	—	—	—	—

续表

项目	因素	estimate	wald	Sig.	95%CI	
					下限	上限
X_4	尘肺分期=1	−1.287	9.459	0.002	−2.107	−0.467
	尘肺分期=2	−0.927	5.288	0.021	−1.717	−0.137
	尘肺分期=3	0	—	—	—	—
X_5	健康教育=1	−0.439	2.790	0.095	−0.954	0.076
	健康教育=2	0	—	—	—	—
X_6	督导与否=1	−0.216	0.957	0.328	−0.648	0.216
	督导与否=2	0	—	—	—	—
X_7	就诊地点=1	0.301	2.463	0.117	−0.075	0.677
	就诊地点=2	0	—	—	—	—
X_8	病程长短=1	0.898	9.410	0.002	0.324	1.472
	病程长短=2	−0.529	4.129	0.042	−1.039	−0.019
	病程长短=3	0	—	—	—	—

(1)患者性别与客观需求：与对照组即女性尘肺病患者相比，在症状管理维度上，男性尘肺病患者对干预项目的客观需求相对较高，差异有统计学意义($B=0.549, P=0.049$)。

(2)尘肺分期与客观需求：与对照组即三期尘肺病患者相比，在症状管理维度上，一期尘肺病患者及二期尘肺病患者对干预项目的客观需求均较低，差异有统计学意义。二者的回归系数分别为−1.287和−0.927，说明三期尘肺病患者对干预的需求最高，其次为二期尘肺患者，而一期尘肺病患者对干预的需求最低，即病情越严重的尘肺病患者对干预的客观需求越高。

(3)病程长短与客观需求：与对照组即病程较长的尘肺病患者相比，病程较短的尘肺病患者对干预项目的需求较高，差异有统计学意义($B=0.898, P=0.002$)。而病程一般的尘肺病患者对干预项目的需求较低，差异有统计学意义($B=-0.529, P=0.042$)。

第二节　疾病知识管理维度需求分析

在疾病知识管理维度，尘肺病患者对干预项目的客观需求分数为6.33±1.88，需求指数为42.2%，说明尘肺病患者对干预的客观需求较高。

一、单因素分析

(一)文化水平与客观需求

在疾病知识管理维度,随着尘肺病患者文化水平的提高,对干预的客观需求分数降低。其中,初中及以下文化水平的尘肺病患者需求分数最高,为6.67±1.73,而大专及以上文化水平的尘肺病患者需求分数最低,为4.78±2.87。经检验,文化水平不同的尘肺病患者对干预的需求也不同,差异有统计学意义($F=18.311, P=0.000$)。总体趋势为尘肺病患者文化水平越低,在疾病知识管理维度对干预的需求越高。详见表15-7。

表15-7　患者干预需求影响因素的单因素分析(疾病知识管理维度)

项目	人数	平均数	标准差	t/F 值	P 值
文化水平				18.311	0.000
初中及以下	278	6.67	1.73		
高中	170	6.07	1.71		
大专及以上	32	4.78	2.87		
患者年龄				9.043	0.000
0～34岁	70	5.31	2.24		
35～49岁	114	6.54	1.70		
50～64岁	220	6.41	1.68		
65岁及以上	76	6.74	2.05		
性别				1.018	0.312
男性	416	6.38	1.77		
女性	64	6.05	2.50		
尘肺分期				16.777	0.000
一期	270	5.98	1.75		
二期	174	6.61	1.90		
三期	36	7.67	2.00		
户口类型				1.541	0.124
城镇户口	227	6.19	1.74		
农村户口	253	6.46	1.99		
尘肺类型				1.151	0.250
硅肺	253	6.43	1.87		
其他尘肺	227	6.23	1.89		

续表

项目	人数	平均数	标准差	t/F 值	P 值
婚姻状况				1.128	0.324
未婚	111	6.10	1.73		
已婚	316	6.40	1.89		
离异/丧偶	53	6.43	2.12		
报销方式				4.846	0.008
完全报销	267	6.13	1.86		
部分报销	173	6.50	1.77		
不报销	40	7.00	2.24		
健康教育				5.992	0.000
接受	146	5.58	1.86		
未接受	334	6.66	1.80		
督导与否				6.841	0.000
督导	182	5.62	1.79		
无人督导	298	6.77	1.80		
患者月收入				0.956	0.385
0～2999 元	96	6.24	1.75		
3000～5999 元	233	6.45	1.91		
6000 元及以上	151	6.21	1.91		
并发症				0.304	0.761
无	105	6.28	2.28		
有	375	6.35	1.76		
就诊地点				0.487	0.626
门诊	175	6.39	1.97		
住院	305	6.30	1.83		
病程长短				30.739	0.000
较短	106	7.38	1.95		
一般	109	5.50	1.90		
较长	265	6.26	1.64		

(二)年龄与客观需求

在疾病知识管理维度,65 岁及以上的尘肺病患者的需求分数最高,为 6.74±2.05,其次为 35～49 岁的尘肺病患者,而 35 岁以下的尘肺病患者需求分数最低,为 5.31±2.24。检验结果显示,不同年龄组的尘肺病患者对干预的需求也不同,差异有统计学意义($F=9.043$,$P=0.000$)。

(三)性别与客观需求

在疾病知识管理维度,男性尘肺病患者对干预的需求分数相对较高,为 6.38±1.77,而女性尘肺病患者对干预的需求分数则相对较低,为 6.05±2.50。但检验结果显示,不同性别的尘肺病患者对干预的需求并无统计学差异($t=1.018$,$P=0.312$)。

(四)尘肺分期与客观需求

在疾病知识管理维度,病情越严重的尘肺病患者对干预的需求分数则越高。其中,尘肺一期的患者需求分数最低,为 5.98±1.75,而尘肺三期的患者对干预的需求分数则相对较高,为 7.67±2.00。检验结果显示,处于不同分期的尘肺病患者对干预的需求也不同,差异有统计学意义($F=16.777$,$P=0.000$)。总体趋势为尘肺病患者病情越严重,对干预的客观需求则越高。

(五)户口类型与客观需求

在疾病知识管理维度,农村户口的尘肺病患者对干预的需求分数相对较高,为 6.46±1.99,而城镇户口的尘肺病患者对干预的需求分数相对较低,为 6.19±1.74。但检验结果显示,户口类型不同的尘肺病患者对干预的需求并无统计学差异($t=1.541$,$P=0.124$)。

(六)尘肺类型与客观需求

在疾病知识管理维度,硅肺患者对干预的需求分数相对较高,为 6.43±1.87,而其他类型的尘肺病患者对干预的需求分数相对较低,为 6.23±1.89。但检验结果显示,不同类型的尘肺病患者对干预的需求并无统计学差异($t=1.151$,$P=0.250$)。

(七)婚姻状况与客观需求

在疾病知识管理维度,离异/丧偶的患者对干预的需求分数相对较高,为 6.43±2.12,其次为已婚的尘肺病患者,而未婚的尘肺病患者对干预的需求分数则最低,为 6.10±1.73。但检验结果显示,婚姻状况不同的尘肺病患者对干预的需求并无统计学差异($F=1.128$,$P=0.324$)。

(八)报销方式与客观需求

在疾病知识管理维度,医疗费用自费的尘肺病对干预的需求分数相对较高,为 7.00±2.24,其次为部分报销的尘肺病患者,而完全报销的尘肺病患者对干预的需求分数则最低，为 6.13±1.86。检验结果显示，报销方式不同的尘肺病患者对干预的需求也不同，差异有统计学意义($F=4.846$,$P=0.008$)。

（九）健康教育与客观需求

在疾病知识管理维度，接受过健康教育的尘肺病患者对干预的需求分数相对较低，为 5.58±1.86，而未接受过健康教育的尘肺病患者对干预的需求分数则较高，为 6.66±1.80。检验结果显示，接受与未接受过健康教育的尘肺病患者对干预的客观需求也不同，后者高于前者，差异有统计学意义($t=5.992$,$P=0.000$)。

（十）督导与客观需求

在疾病知识管理维度，有人对其进行督导的尘肺病患者对干预的需求分数相对较低，为 5.62±1.79，而无人对其进行督导的尘肺病患者对干预的需求分数相对较高，为 6.77±1.80。检验结果显示，有人督导与无人督导的尘肺病患者对干预的客观需求也不同，后者高于前者，差异有统计学意义($t=6.841$,$P=0.000$)。

（十一）收入水平与客观需求

在疾病知识管理维度，3000～5999 元月收入的尘肺病患者对干预的需求分数最高，为 6.45±1.91，其次为 3000 元以下月收入的尘肺病患者，而 6000 元以上月收入的患者需求分数则最低。但检验结果显示，不同收入水平的尘肺病患者对干预的需求并无统计学差异($F=0.956$,$P=0.385$)。

（十二）并发症与客观需求

在疾病知识管理维度，有并发症的尘肺病患者对干预的需求分数相对较高，为 6.35±1.76，而无并发症的尘肺病患者对干预的需求分数较低，为 6.28±2.28。经检验，二者差异并无统计学意义($t=0.304$,$P=0.761$)。

（十三）就诊地点与客观需求

在疾病知识管理维度，门诊的尘肺病患者对干预的需求分数相对较高，为 6.39±1.97，而住院的尘肺病患者对干预的需求分数则相对较低，为 6.30±1.83。但检验结果显示，门诊与住院两种就诊地点的患者对干预的需求并无统计学差异($t=0.487$,$P=0.626$)。

（十四）病程长短与客观需求

在疾病知识管理维度，病程较短的尘肺病患者对干预的需求分数相对较高，为 7.38±1.95，其次为病情较长的尘肺病患者，而病程居中的尘肺病患者对干预的需求分数则最低。检验结果显示，病程不同的尘肺病患者对干预的需求也不同，差异有统计学意义($F=30.739$,$P=0.000$)。

综上所述，单因素分析初步确定了与干预需求相关的因素：文化水平、年龄、尘肺分期、报销方式、健康教育、督导与病程长短。

二、多因素分析

(一)回归模型的构建

由于目前尚缺乏关于尘肺病患者自我管理水平相关的金标准,因此,按照常规划分方法,将$\overline{X}\pm S$作为界值,低于$\overline{X}-S$者界定为低需求,将高于$\overline{X}+S$者界定为高需求,介于二者之间者界定为中等需求。

按照这一标准,需求分数0～4分者为低需求,5～8分者为中等需求,9～12分者为高等需求。调查结果显示,480名尘肺病患者中,61名为低需求,363名为中等需求,56名为高等需求,所占比例分别为12.7%、75.6%和11.7%。

由于患者对干预项目的客观需求为有序多分类变量,因此,普通的logistic回归以及多分类logistic回归并不适用于构建回归模型,本研究选择有序logistic回归模型(连接函数为logit)进行分析。解释变量为单因素分析中有统计学意义的7个变量,分别为:文化水平、年龄、尘肺分期、报销方式、健康教育、督导与病程长短。详见表15-8。

表15-8　回归模型中自变量及因变量赋值情况

类别	变量赋值
因变量(分类变量)	
客观需求程度	1=低需求;2=中等需求;3=高需求
文化水平	1=初中及以下;2=高中;3=大专及以上
年龄	1=35岁以下;2=35～49岁;3=50～64岁;4=65岁及以上
尘肺分期	1=一期;2=二期;3=三期
报销方式	1=完全报销;2=部分报销;3=不报销
健康教育	1=接受;2=未接受
督导与否	1=有人督导;2=无人督导
病程长短	1=较短;2=一般;3=较长

(二)回归结果分析

1.回归模型的检验

有序logistic回归模型与其他模型一样,也有其适用条件,本研究分别从模型拟合信息情况、平行性检验以及拟合度检验三个方面,验证有序logistic回归模型的适用性以及拟合效果。

(1)回归模型拟合信息情况：对回归模型中是否所有偏回归系数都为 0 进行检验，检验结果显示，$\chi^2=82.670$，$P=0.000$，说明自变量对于解释尘肺病患者对干预项目需求的优势比例变化是有用的，详见表 15-9。

表 15-9 有序 logistic 回归模型拟合信息情况

模型	−2 对数似然值	χ^2 值	自由度	显著性
仅截距	476.158			
最终	393.488	82.670	13	0.000

(2)回归模型的平行性检验：通过平行性检验来验证自变量对于因变量的影响在两个回归模型中是否相同，结果显示，$\chi^2=20.705$，$P=0.079(>0.05)$，说明自变量在两个回归模型中的偏回归系数是相同的。详见表 15-10。

表 15-10 有序 logistic 回归模型平行性检验

模型	−2 对数似然值	χ^2 值	自由度	显著性
零假设	393.488			
广义	372.783	20.705	13	0.079

注：零假设规定位置参数(斜率系数)在各响应类别中都是相同的。

(3)回归模型的拟合度检验：回归模型的拟合度检验结果显示，$\chi^2=368.981$，$P=0.119(>0.05)$，说明模型的拟合效果较好。详见表 15-11。

表 15-11 有序 logistic 回归模型拟合度检验

项目	χ^2 值	自由度	P 值
Pearson	368.981	338	0.119
偏差	268.982	338	0.998

2. 回归结果分析

根据参数估计及检验结果，在 $\alpha=0.05$ 的显著水平上，与尘肺病患者对干预项目客观需求相关的因素有 4 个，分别为文化水平、尘肺分期、督导及病程长短。详见表 15-12。

表 15-12　　有序 logistic 回归模型参数估计及检验

项目	因素	estimate	wald	Sig.	95%CI 下限	95%CI 上限
Y	需求水平＝1	－3.495	17.414	0.000	－5.136	－1.853
	需求水平＝2	1.144	2.008	0.157	－0.438	2.726
X_1	文化水平＝1	0.380	0.541	0.462	－0.632	1.392
	文化水平＝2	1.192	6.846	0.009	0.299	2.085
	文化水平＝3	0	—	—	—	—
X_2	年龄＝1	－0.393	0.903	0.342	－1.202	0.417
	年龄＝2	0.079	0.044	0.833	－0.657	0.815
	年龄＝3	0.144	0.147	0.701	－0.592	0.880
	年龄＝4	0	—	—	—	—
X_3	尘肺分期＝1	－0.959	4.299	0.038	－1.865	－0.052
	尘肺分期＝2	－0.802	3.595	0.058	－1.631	0.027
	尘肺分期＝3	0	—	—	—	—
X_4	报销方式＝1	－0.825	3.803	0.051	－1.655	0.004
	报销方式＝2	－0.752	3.120	0.077	－1.587	0.082
	报销方式＝3	0	—	—	—	—
X_5	健康教育＝1	－0.546	2.720	0.099	－1.194	0.103
	健康教育＝2	0	—	—	—	—
X_6	督导与否＝1	－0.715	6.082	0.014	－1.284	－0.147
	督导与否＝2	0	—	—	—	—
X_7	病程长短＝1	1.087	9.283	0.002	0.388	1.786
	病程长短＝2	－0.561	3.168	0.075	－1.178	0.057
	病程长短＝3	0	—	—	—	—

(1)文化水平与客观需求：与对照组即大专及以上文化水平的尘肺病患者相比，高中文化水平的尘肺病患者对干预的客观需求较高，差异有统计学意义($B=1.192, P=0.009$)。

(2)尘肺分期与客观需求：与对照组即尘肺三期的患者相比，尘肺一期的患者对干预的客观需求较低，差异有统计学意义($B=-0.959, P=0.038$)。

(3)督导与客观需求：与无人督导的尘肺病患者相比，有人督导的尘肺病患者，对干预的客观需求相对较低，差异有统计学意义($B=-0.715$，$P=0.014$)。

(4)病程长短与客观需求：与病程较长的尘肺病患者相比，病程较短的尘肺病患者，对干预的客观需求相对较高，差异有统计学意义($B=1.087$，$P=0.002$)。

第三节　不良嗜好管理维度需求分析

在不良嗜好管理维度，尘肺病患者对干预项目的客观需求分数为6.37±1.86，需求指数为42.5%，说明尘肺病患者对干预的客观需求较高。

一、单因素分析

(一)文化水平与客观需求

在不良嗜好管理维度，初中及以下文化水平的尘肺病患者需求分数最高，为6.50±1.71，其次为大专及以上文化水平的尘肺病患者，而高中文化水平的尘肺病患者对干预的需求分数最低，为6.17±1.71。经检验，文化水平不同的尘肺病患者对干预的需求并无统计学差异($F=1.661$，$P=0.191$)。详见表15-13。

表15-13　患者干预需求影响因素的单因素分析(不良嗜好管理维度)

项目	人数	平均数	标准差	t/F值	P值
文化水平				1.661	0.191
初中及以下	278	6.50	1.71		
高中	170	6.17	1.71		
大专及以上	32	6.47	3.34		
患者年龄				2.629	0.050
0～34岁	70	6.53	2.37		
35～49岁	114	6.29	1.78		
50～64岁	220	6.21	1.73		
65岁及以上	76	6.87	1.75		
性别				0.505	0.615
男性	416	6.36	1.77		
女性	64	6.52	2.40		
尘肺分期				2.272	0.104

续表

项目	人数	平均数	标准差	t/F 值	P 值
一期	270	6.25	1.90		
二期	174	6.48	1.77		
三期	36	6.89	1.95		
户口类型				0.291	0.771
城镇户口	227	6.41	1.84		
农村户口	253	6.36	1.88		
尘肺类型				1.282	0.201
硅肺	253	6.48	1.84		
其他尘肺	227	6.26	1.88		
婚姻状况				1.484	0.228
未婚	111	6.47	1.77		
已婚	316	6.29	1.89		
离异/丧偶	53	6.74	1.83		
报销方式				3.829	0.022
完全报销	267	6.33	1.84		
部分报销	173	6.28	1.90		
不报销	40	7.15	1.72		
健康教育				1.291	0.198
接受	146	6.20	2.15		
未接受	334	6.46	1.72		
督导与否				2.869	0.004
督导	182	6.05	2.07		
无人督导	298	6.58	1.70		
患者月收入				1.378	0.253
0～2999 元	96	6.50	1.71		
3000～5999 元	233	6.46	1.85		
6000 元及以上	151	6.17	1.96		
并发症				0.189	0.850

续表

项目	人数	平均数	标准差	t/F 值	P 值
无	105	6.41	2.08		
有	375	6.37	1.80		
就诊地点				1.667	0.096
门诊	175	6.57	1.93		
住院	305	6.27	1.82		
病程长短				7.555	0.001
较短	106	6.98	1.80		
一般	109	6.31	2.21		
较长	265	6.17	1.67		

（二）年龄与客观需求

在不良嗜好管理维度，65 岁及以上的尘肺病患者的需求分数最高，为 6.87±1.75，其次为 35 岁以下的尘肺病患者，而 50～64 岁的尘肺病患者需求分数最低，为 6.21±1.73。检验结果显示，不同年龄组的尘肺病患者对干预的需求也不同，差异有统计学意义（$F=2.629$，$P=0.050$）。

（三）性别与客观需求

在不良嗜好管理维度，男性尘肺病患者对干预的需求分数相对较低，为 6.36±1.77，而女性尘肺病患者对干预的需求分数则相对较高，为 6.52±2.40。但检验结果显示，不同性别的尘肺病患者对干预的需求并无统计学差异（$t=0.505$，$P=0.615$）。

（四）尘肺分期与客观需求

在不良嗜好管理维度，病情越严重的尘肺病患者对干预的需求分数则越高。其中，尘肺一期的患者需求分数最低，为 6.25±1.90，而尘肺三期的患者对干预的需求分数则相对较高，为 6.89±1.95。但检验结果显示，处于不同分期的尘肺病患者对干预的需求并无统计学差异（$F=2.272$，$P=0.104$）。

（五）户口类型与客观需求

在不良嗜好管理维度，农村户口的尘肺病患者对干预的需求分数相对较低，为 6.36±1.88，而城镇户口的尘肺病患者对干预的需求分数相对较高，为 6.41±1.84。但检验结果显示，户口类型不同的尘肺病患者对干预的需求并无统计学差异（$t=0.291$，$P=0.771$）。

（六）尘肺类型与客观需求

在不良嗜好管理维度，硅肺患者对干预的需求分数相对较高，为 6.48±

1.84，而其他类型的尘肺病患者对干预的需求分数相对较低，为6.26±1.88。但检验结果显示，不同类型的尘肺病患者对干预的需求并无统计学差异（$t=1.282$，$P=0.201$）。

（七）婚姻状况与客观需求

在不良嗜好管理维度，离异/丧偶的患者对干预的需求分数相对较高，为6.74±1.83，其次为未婚的尘肺病患者，而已婚的尘肺病患者对干预的需求分数则最低，为6.29±1.89。但检验结果显示，婚姻状况不同的尘肺病患者对干预的需求并无统计学差异（$F=1.484$，$P=0.228$）。

（八）报销方式与客观需求

在不良嗜好管理维度，医疗费用自费的尘肺病患者对干预的需求分数相对较高，为7.15±1.72，其次为完全报销的尘肺病患者，而部分报销的尘肺病患者对干预的需求分数则最低，为6.28±1.90。检验结果显示，报销方式不同的尘肺病患者对干预的需求也不同，差异有统计学意义（$F=3.829$，$P=0.022$）。

（九）健康教育与客观需求

在不良嗜好管理维度，接受过健康教育的尘肺病患者对干预的需求分数相对较低，为6.20±2.15，而未接受过健康教育的尘肺病患者对干预的需求分数则较高，为6.46±1.72。但检验结果显示，接受与未接受过健康教育的尘肺病患者对干预的客观需求并无统计学差异（$t=1.291$，$P=0.198$）。

（十）督导与客观需求

在不良嗜好管理维度，有人对其进行督导的尘肺病患者对干预的需求分数相对较低，为6.05±2.07，而无人对其进行督导的尘肺病患者对干预的需求分数相对较高，为6.58±1.70。检验结果显示，有人督导与无人督导的尘肺病患者对干预的客观需求也不同，后者高于前者，差异有统计学意义（$t=2.869$，$P=0.004$）。

（十一）收入水平与客观水平

在不良嗜好管理维度，收入水平越高的尘肺病患者，对干预的需求分数就越低。其中，3000元以下月收入的尘肺病患者对干预的需求分数最高，为6.50±1.71，而6000元以上月收入的患者需求分数则最低，为6.17±1.96。但检验结果显示，不同收入水平的尘肺病患者对干预的需求并无统计学差异（$F=1.378$，$P=0.253$）。

（十二）并发症与客观需求

在不良嗜好管理维度，无并发症的尘肺病患者，对干预的需求分数相对较高，为6.41±2.08，而有并发症的尘肺病患者，对干预的需求分数较低，为6.37±1.80。经检验，二者差异并无统计学意义（$t=0.189$，$P=0.850$）。

（十三）就诊地点与客观需求

在不良嗜好管理维度，门诊的尘肺病患者对干预的需求分数相对较高，为

6.57±1.93，而住院的尘肺病患者对干预的需求分数则相对较低，为6.27±1.82。但检验结果显示，门诊与住院两种就诊地点的患者对干预的需求并无统计学差异($t=1.667$，$P=0.096$)。

(十四)病程长短与客观需求

在不良嗜好管理维度，病程较短的尘肺病患者对干预的需求分数相对较高，为6.98±1.80，其次为病情较长的尘肺病患者，而病程居中的尘肺病患者对干预的需求分数则最低，为6.31±2.21。检验结果显示，病程不同的尘肺病患者对干预的需求也不同，差异有统计学意义($F=7.555$，$P=0.001$)。

综上所述，单因素分析初步确定了与干预需求相关的因素：年龄、报销方式、督导与病程长短。

二、多因素分析

(一)回归模型的构建

由于目前尚缺乏关于尘肺病患者自我管理水平相关的金标准，因此，按照常规划分方法，将$\overline{X}\pm S$作为界值，低于$\overline{X}-S$者界定为低需求，将高于$\overline{X}+S$者界定为高需求，介于二者之间者界定为中等需求。

按照这一标准，需求分数0～5分者为低需求，6～8分者为中等需求，9～12分者为高等需求。调查结果显示，480名尘肺病患者中，167名为低需求，254名为中等需求，59名为高等需求，所占比例分别为34.8%、52.9%和12.3%。

由于患者对干预项目的客观需求为有序多分类变量，因此，普通的logistic回归以及多分类logistic回归并不适用于构建回归模型，本研究选择有序logistic回归模型(连接函数为logit)进行分析。解释变量为单因素分析中有统计学意义的4个变量，分别为：年龄、报销方式、督导与病程长短。详见表15-14。

表15-14　回归模型中自变量及因变量赋值情况

类别	变量赋值
因变量(分类变量)	
客观需求程度	1=低需求；2=中等需求；3=高需求
年龄	1=35岁以下；2=35～49岁；3=50～64岁；4=65岁及以上
报销方式	1=完全报销；2=部分报销；3=不报销
督导与否	1=有人督导；2=无人督导
病程长短	1=较短；2=一般；3=较长

(二)回归结果分析

1. 回归模型的检验

有序 logistic 回归模型与其他模型一样,也有其适用条件,本研究分别从模型拟合信息情况、平行性检验以及拟合度检验三个方面,验证有序 logistic 回归模型的适用性以及拟合效果。

(1)回归模型拟合信息情况:对回归模型中是否所有偏回归系数都为 0 进行检验,检验结果显示,$\chi^2=31.139$,$P=0.000$,说明自变量对于解释尘肺病患者对干预项目需求的优势比例变化是有用的。详见表 15-15。

表 15-15　　有序 logistic 回归模型拟合信息情况

模型	－2 对数似然值	χ^2 值	自由度	显著性
仅截距	298.397			
最终	267.258	31.139	8	0.000

(2)回归模型的平行性检验:通过平行性检验来验证自变量对于因变量的影响在两个回归模型中是否相同,结果显示,$\chi^2=10.194$,$P=0.252(>0.05)$,说明自变量在两个回归模型中的偏回归系数是相同的。详见表 15-16。

表 15-16　　有序 logistic 回归模型平行性检验

模型	－2 对数似然值	χ^2 值	自由度	显著性
零假设	267.258			
广义	257.064	10.194	8	0.252

注:零假设规定位置参数(斜率系数)在各响应类别中都是相同的。

(3)回归模型的拟合度检验:回归模型的拟合度检验结果显示,$\chi^2=101.647$,$P=0.491(>0.05)$,说明模型的拟合效果较好。详见表 15-17。

表 15-17　　有序 logistic 回归模型拟合度检验

项目	χ^2 值	自由度	P 值
Pearson	101.647	102	0.491
偏差	114.911	102	0.180

2. 回归结果分析

根据参数估计及检验结果,在 $\alpha=0.05$ 的显著水平上,与尘肺病患者对干预项目客观需求相关的因素有 2 个,分别为报销方式及病程长短,详见表 15-18。

表 15-18　　有序 logistic 回归模型参数估计及检验

项目	因素	estimate	wald	Sig.	95%CI	
					下限	上限
Y	需求水平=1	−1.699	15.690	0.000	−2.540	−0.858
	需求水平=2	1.035	5.984	0.014	0.206	1.865
X_1	年龄=1	0.233	0.455	0.500	−0.443	0.909
	年龄=2	−0.324	1.113	0.291	−0.925	0.278
	年龄=3	−0.402	1.784	0.182	−0.992	0.188
	年龄=4	0	—	—	—	—
X_2	报销方式=1	−0.923	7.100	0.008	−1.602	−0.244
	报销方式=2	−0.997	8.121	0.004	−1.683	−0.311
	报销方式=3	0	—	—	—	—
X_3	督导与否=1	−0.296	2.190	0.139	−0.689	0.096
	督导与否=2	0	—	—	—	—
X_4	病程长短=1	0.693	6.840	0.009	0.174	1.213
	病程长短=2	0.083	0.116	0.733	−0.394	0.560
	病程长短=3	0	—	—	—	—

(1)报销方式与客观需求：与对照组即医疗费用不报销的尘肺病患者相比，完全报销及部分报销的尘肺病患者对干预的客观需求较低，差异有统计学意义。二者的回归系数分别为−0.923和−0.997，说明医疗费用不报销的患者需求最高，其次为完全报销的患者，而医疗费用部分报销的患者需求最低。

(2)病程长短与客观需求：与病程较长的尘肺病患者相比，病程较短的尘肺病患者对干预的客观需求相对较高，差异有统计学意义($B=0.693$，$P=0.009$)。

第四节　依从性管理维度需求分析

在依从性管理维度，尘肺病患者对干预项目的客观需求分数为12.35±3.37，需求指数为41.2%，说明尘肺病患者对干预的客观需求较高。

一、单因素分析

(一)文化水平与客观需求

在依从性管理维度,文化水平越高的尘肺病患者对干预的需求则越低。其中,初中及以下文化水平的尘肺病患者需求分数最高,为13.16±2.82,而大专及以上文化水平的尘肺病患者,对干预的需求分数则最低,为8.41±5.19。经检验,文化水平不同的尘肺病患者对干预的需求也不同,差异有统计学意义($F=37.377$,$P=0.000$)。总体趋势为尘肺病患者文化水平越低,对干预的需求则越高。详见表15-19。

表15-19　患者干预需求影响因素的单因素分析(依从性管理维度)

项目	人数	平均数	标准差	t/F值	P值
文化水平				37.377	0.000
初中及以下	278	13.16	2.82		
高中	170	11.77	3.14		
大专及以上	32	8.41	5.19		
患者年龄				14.670	0.000
0～34岁	70	10.39	4.66		
35～49岁	114	12.32	2.86		
50～64岁	220	12.45	2.76		
65岁及以上	76	13.92	3.44		
性别				1.416	0.161
男性	416	12.46	3.11		
女性	64	11.61	4.67		
尘肺分期				40.687	0.000
一期	270	11.31	3.10		
二期	174	13.34	3.06		
三期	36	15.36	3.55		
户口类型				0.340	0.734
城镇户口	227	12.30	3.13		
农村户口	253	12.40	3.57		

续表

项目	人数	平均数	标准差	t/F 值	P 值
尘肺类型				1.890	0.059
硅肺	253	12.62	3.22		
其他尘肺	227	12.04	3.51		
婚姻状况				0.818	0.442
未婚	111	12.01	3.04		
已婚	316	12.48	3.48		
离异/丧偶	53	12.28	3.34		
报销方式				2.577	0.077
完全报销	267	12.07	3.37		
部分报销	173	12.58	3.22		
不报销	40	13.20	3.84		
健康教育				5.916	0.000
接受	146	10.91	3.73		
未接受	334	12.98	2.99		
督导与否				5.638	0.000
督导	182	11.27	3.48		
无人督导	298	13.01	3.12		
患者月收入				0.002	0.998
0～2999 元	96	12.34	3.34		
3000～5999 元	233	12.34	3.23		
6000 元及以上	151	12.36	3.61		
并发症				0.483	0.629
无	105	12.21	3.69		
有	375	12.39	3.28		
就诊地点				0.922	0.357

续表

项目	人数	平均数	标准差	t/F 值	P 值
门诊	175	12.54	3.50		
住院	305	12.24	3.29		
病程长短				31.983	0.000
较短	106	14.34	3.49		
一般	109	10.96	4.06		
较长	265	12.12	2.56		

(二)年龄与客观需求

在依从性管理维度,年龄越大的尘肺病患者对干预的需求则越高。其中,65 岁及以上的尘肺病患者对干预的需求分数最高,为 13.92±3.44,而 35 岁以下的尘肺病患者需求分数则最低,为 10.39±4.66。检验结果显示,不同年龄组的尘肺病患者对干预的需求也不同,差异有统计学意义($F=14.670$,$P=0.000$)。总体趋势为年龄越大的尘肺病患者对干预的需求越大。

(三)性别与客观需求

在依从性管理维度,男性尘肺病患者对干预的需求分数相对较低,为 12.46±3.11,而女性尘肺病患者对干预的需求分数则相对较高,为 11.61±4.67。但检验结果显示,不同性别的尘肺病患者对干预的需求并无统计学差异($t=1.416$,$P=0.161$)。

(四)尘肺分期与客观需求

在依从性管理维度,病情越严重的尘肺病患者对干预的需求分数则越高。其中,尘肺一期的患者需求分数最低,为 11.31±3.10,而尘肺三期的患者对干预的需求分数则相对较高,为 15.36±3.55。但检验结果显示,处于不同分期的尘肺病患者对干预的需求也不同,差异有统计学意义($F=40.687$,$P=0.000$)。

(五)户口类型与客观需求

在依从性管理维度,农村户口的尘肺病患者对干预的需求分数相对较高,为 12.40±3.57,而城镇户口的尘肺病患者对干预的需求分数相对较低,为 12.30±3.13。但检验结果显示,户口类型不同尘肺病患者对干预的需求并无统计学差异($t=0.340$,$P=0.734$)。

(六)尘肺类型与客观需求

在依从性管理维度,硅肺患者对干预的需求分数相对较高,为 12.62±3.22,而其他类型的尘肺病患者对干预的需求分数相对较低,为 12.04±3.51。但检验结果显示,不同类型的尘肺病患者对干预的需求并无统计学差异($t=1.890$,$P=0.059$)。

(七)婚姻状况与客观需求

在依从性管理维度,已婚的患者对干预的需求分数相对较高,为 12.48±3.48,其次为离异/丧偶的尘肺病患者,而未婚的尘肺病患者对干预的需求分数则最低,为 12.01±3.04。但检验结果显示,婚姻状况不同的尘肺病患者对干预的需求并无统计学差异(F=0.818,P=0.442)。

(八)报销方式与客观需求

在依从性管理维度,医疗费用自费的尘肺病患者对干预的需求分数相对较高,为 13.20±3.84,其次为部分报销的尘肺病患者,而完全报销的尘肺病患者对干预的需求分数则最低,为 12.07±3.37。检验结果显示,报销方式不同的尘肺病患者对干预的需求并无统计学差异(F=2.577,P=0.077)。

(九)健康教育与客观需求

在依从性管理维度,接受过健康教育的尘肺病患者对干预的需求分数相对较低,为 10.91±3.73,而未接受过健康教育的尘肺病患者对干预的需求分数则较高,为 12.98±2.99。检验结果显示,接受与未接受过健康教育的尘肺病患者对干预的客观需求也不同,后者高于前者,差异有统计学意义(t=5.916,P=0.000)。

(十)督导与客观需求

在依从性管理维度,有人对其进行督导的尘肺病患者对干预的需求分数相对较低,为 11.27±3.48,而无人对其进行督导的尘肺病患者对干预的需求分数相对较高,为 13.01±3.12。检验结果显示,有人督导与无人督导的尘肺病患者对干预的客观需求也不同,后者高于前者,差异有统计学意义(t=5.638,P=0.000)。

(十一)收入水平与客观水平

在依从性管理维度,收入水平不同的尘肺病患者,对干预的需求分数相差无几。因此,检验结果显示,不同收入水平的尘肺病患者对干预的需求并无统计学差异(F=0.002,P=0.098)。

(十二)并发症与客观需求

在依从性管理维度,无并发症的尘肺病患者,对干预的需求分数相对较低,为 12.21±3.69,而有并发症的尘肺病患者,对干预的需求分数较高,为 12.39±3.28。经检验,二者差异并无统计学意义(t=0.483,P=0.629)。

(十三)就诊地点与客观需求

在依从性管理维度,门诊的尘肺病患者对干预的需求分数相对较高,为 12.54±3.50,而住院的尘肺病患者对干预的需求分数则相对较低,为 12.24±3.29。但检验结果显示,门诊与住院两种就诊地点的患者对干预的需求并无统计学差异(t=0.922,P=0.357)。

(十四)病程长短与客观需求

在依从性管理维度,病程较短的尘肺病患者对干预的需求分数相对较高,为14.34±3.49,其次为病情较长的尘肺病患者,而病程居中的尘肺病患者对干预的需求分数则最低,为10.96±4.06。检验结果显示,病程不同的尘肺病患者对干预的需求也不同,差异有统计学意义($F=31.983$,$P=0.000$)。

综上所述,单因素分析初步确定了与干预需求相关的因素:文化水平、年龄、尘肺分期、健康教育、督导与病程长短。

二、多因素分析

(一)回归模型的构建

由于目前尚缺乏关于尘肺病患者自我管理水平相关的金标准,因此,按照常规划分方法,将$\overline{X}\pm S$作为界值,低于$\overline{X}-S$者界定为低需求,将高于$\overline{X}+S$者界定为高需求,介于二者之间者界定为中等需求。

按照这一标准,需求分数0—9分者为低需求,10～15分者为中等需求,16～24分者为高等需求。调查结果显示,480名尘肺病患者中,72名为低需求,341名为中等需求,67名为高等需求,所占比例分别为15.0%、71.0%和14.0%。

由于患者对干预项目的客观需求为有序多分类变量,因此,普通的logistic回归以及多分类logistic回归并不适用于构建回归模型,本研究选择有序logistic回归模型(连接函数为logit)进行分析。解释变量为单因素分析中有统计学意义的6个变量,分别为:文化水平、年龄、尘肺分期、健康教育、督导及病程长短。详见表15-20。

表15-20　回归模型中自变量及因变量赋值情况

类别	变量赋值
因变量(分类变量)	
客观需求程度	1=低需求;2=中等需求;3=高需求
文化水平	1=初中及以下;2=高中;3=大专及以上
年龄	1=35岁以下;2=35～49岁;3=50～64岁;4=65岁及以上
尘肺分期	1=一期;2=二期;3=三期
健康教育	1=接受;2=未接受
督导与否	1=有人督导;2=无人督导
病程长短	1=较短;2=一般;3=较长

（二）回归结果分析

1. 回归模型的检验

有序 logistic 回归模型与其他模型一样，也有其适用条件，本研究分别从模型拟合信息情况、平行性检验以及拟合度检验三个方面，验证有序 logistic 回归模型的适用性以及拟合效果。

（1）回归模型拟合信息情况：对回归模型中是否所有偏回归系数都为 0 进行检验，检验结果显示，$\chi^2=96.305$，$P=0.000$，说明自变量对于解释尘肺病患者对干预项目需求的优势比例变化是有用的。详见表 15-21。

表 15-21　　有序 logistic 回归模型拟合信息情况

模型	−2 对数似然值	χ^2 值	自由度	显著性
仅截距	424.338			
最终	328.033	96.305	11	0.000

（2）回归模型的平行性检验：通过平行性检验来验证自变量对于因变量的影响在两个回归模型中是否相同，结果显示，$\chi^2=17.217$，$P=0.070(>0.05)$，说明自变量在两个回归模型中的偏回归系数是相同的，详见表 15-22。

表 15-22　　有序 logistic 回归模型平行性检验

模型	−2 对数似然值	χ^2 值	自由度	显著性
零假设	302.335			
广义	287.011	14.217	11	0.201

注：零假设规定位置参数（斜率系数）在各响应类别中都是相同的。

（3）回归模型的拟合度检验：回归模型的拟合度检验结果显示，$\chi^2=240.001$，$P=0.130(>0.05)$，说明模型的拟合效果较好，详见表 15-23。

表 15-23　　有序 logistic 回归模型拟合度检验

项目	χ^2 值	自由度	P 值
Pearson	240.001	213	0.130
偏差	227.581	213	0.235

2. 回归结果分析

根据参数估计及检验结果，在 $\alpha=0.05$ 的显著水平上，与尘肺病患者对干预项目客观需求相关的因素有 3 个，分别为文化水平、尘肺分期及病程长短。详见表 15-24。

表 15-24　　有序 logistic 回归模型参数估计及检验

项目	因素	estimate	wald	Sig.	95%CI	
					下限	上限
Y	需求水平=1	−1.256	9.802	0.002	−2.043	−0.470
	需求水平=2	1.183	8.788	0.003	0.401	1.965
X_1	文化水平=1	0.954	10.711	0.001	0.383	1.525
	文化水平=2	0.931	12.835	0.000	0.422	1.441
	文化水平=3	0	—	—	—	—
X_2	年龄=1	−0.236	1.140	0.286	−0.670	0.197
	年龄=2	−0.336	2.813	0.094	−0.728	0.057
	年龄=3	−0.196	0.975	0.324	−0.585	0.193
	年龄=4	0	—	—	—	—
X_3	尘肺分期=1	−0.933	14.109	0.000	−1.421	−0.446
	尘肺分期=2	−0.498	4.597	0.032	−0.952	−0.043
	尘肺分期=3	0	—	—	—	—
X_4	健康教育=1	−0.042	0.066	0.797	−0.365	0.280
	健康教育=2	0	—	—	—	—
X_5	督导与否=1	−0.231	2.801	0.094	−0.501	0.039
	督导与否=2	0	—	—	—	—
X_6	病程长短=1	0.371	4.175	0.041	0.015	0.728
	病程长短=2	−0.077	0.221	0.638	−0.396	0.243
	病程长短=3	0	—	—	—	—

(1)文化水平与客观需求：与对照组即大专以上文化水平的尘肺病患者相比，初中及以下、高中文化水平的尘肺病患者对干预的需求较大，差异有统计学意义。二者的回归系数分别为 0.954 和 0.931，说明文化水平越低的尘肺病患者对干预的需求越高。

(2)尘肺分期与客观需求：与对照组即处于三期的尘肺病患者相比，处于一期及二期的尘肺病患者对干预的客观需求较低，差异有统计学意义。二者的回归系数分别为−0.933 和−0.498，说明病情越严重的尘肺病患者对干预的需求越大。

(3)病程长短与客观需求：与病程较长的尘肺病患者相比，病程较短的尘肺病患者对干预的客观需求相对较高，差异有统计学意义（$B=0.371$，$P=0.041$）。

第五节　日常生活管理维度需求分析

在日常生活管理维度，尘肺病患者对干预项目的客观需求分数为18.44±4.59，需求指数为41.2%，说明尘肺病患者对干预的客观需求较高。

一、单因素分析

（一）文化水平与客观需求

在日常生活管理维度，文化水平越高的尘肺病患者对干预的需求则越低。其中，初中及以下文化水平的尘肺病患者需求分数最高，为19.67±3.50，而大专及以上文化水平的尘肺病患者对干预的需求分数则最低，为12.47±7.65。经检验，文化水平不同的尘肺病患者对干预的需求也不同，差异有统计学意义（$F=47.832$，$P=0.000$）。总体趋势为尘肺病患者文化水平越低，对干预的需求则越高。详见表15-25。

表15-25　患者干预需求影响因素的单因素分析(日常生活管理维度)

项目	人数	平均数	标准差	t/F值	P值
文化水平				47.832	0.000
初中及以下	278	19.67	3.50		
高中	170	17.57	4.36		
大专及以上	32	12.47	7.65		
患者年龄				14.968	0.000
0～34岁	70	15.37	6.83		
35～49岁	114	18.77	3.59		
50～64岁	220	18.72	3.57		
65岁及以上	76	19.99	4.84		
性别				1.201	0.234
男性	416	18.58	4.23		
女性	64	17.58	6.44		
尘肺分期				33.120	0.000
一期	270	17.08	4.39		

续表

项目	人数	平均数	标准差	t/F 值	P 值
二期	174	19.92	4.11		
三期	36	21.56	4.64		
户口类型				0.393	0.695
城镇户口	227	18.36	4.41		
农村户口	253	18.52	4.76		
尘肺类型				4.482	0.000
硅肺	253	19.32	4.32		
其他尘肺	227	17.47	4.70		
婚姻状况				0.164	0.849
未婚	111	18.23	4.73		
已婚	316	18.49	4.58		
离异/丧偶	53	18.60	4.43		
报销方式				0.935	0.393
完全报销	267	18.21	4.65		
部分报销	173	18.65	4.35		
不报销	40	19.10	5.18		
健康教育				6.834	0.000
接受	146	16.12	5.35		
未接受	334	19.46	3.80		
督导与否				6.419	0.000
督导	182	16.69	5.12		
无人督导	298	19.52	3.87		
患者月收入				1.367	0.256
0～2999 元	96	18.96	4.80		
3000～5999 元	233	18.52	4.31		
6000 元及以上	151	17.99	4.85		
并发症				0.519	0.604
无	105	18.24	4.97		

续表

项目	人数	平均数	标准差	t/F 值	P 值
有	375	18.50	4.49		
就诊地点				2.562	0.011
门诊	175	19.15	5.15		
住院	305	18.04	4.20		
病程长短				34.582	0.000
较短	106	20.90	4.68		
一般	109	16.02	5.59		
较长	265	18.46	3.45		

（二）年龄与客观需求

在日常生活管理维度，65 岁及以上的尘肺病患者对干预的需求分数最高，为 19.99±4.84，其次为 35～49 岁的患者，而 35 岁以下的尘肺病患者需求分数则最低，为 15.37±6.83。检验结果显示，不同年龄组的尘肺病患者对干预的需求也不同，差异有统计学意义（$F=14.968$，$P=0.000$）。

（三）性别与客观需求

在日常生活管理维度，男性尘肺病患者对干预的需求分数相对较高，为 18.58±4.23，而女性尘肺病患者对干预的需求分数则相对较低，为 17.58±6.44。但检验结果显示，不同性别的尘肺病患者对干预的需求并无统计学差异（$t=1.201$，$P=0.234$）。

（四）尘肺分期与客观需求

在日常生活管理维度，病情越严重的尘肺病患者对干预的需求分数则越高。其中，尘肺一期的患者需求分数最低，为 17.08±4.39，而尘肺三期的患者对干预的需求分数则相对较高，为 21.56±4.64。但检验结果显示，处于不同分期的尘肺病患者对干预的需求也不同，差异有统计学意义（$F=33.120$，$P=0.000$）。

（五）户口类型与客观需求

在日常生活管理维度，农村户口的尘肺病患者对干预的需求分数相对较高，为 18.52±4.76，而城镇户口的尘肺病患者对干预的需求分数相对较低，为 18.36±4.41。但检验结果显示，户口类型不同尘肺病患者对干预的需求并无统计学差异（$t=0.393$，$P=0.695$）。

（六）尘肺类型与客观需求

在日常生活管理维度，硅肺患者对干预的需求分数相对较高，为 19.32±

4.32，而其他类型的尘肺病患者对干预的需求分数相对较低，为17.47±4.70。检验结果显示，不同类型的尘肺病患者对干预的需求也不同，差异有统计学意义(t=4.482，P=0.000)。

(七)婚姻状况与客观需求

在日常生活管理维度，离异/丧偶的患者对干预的需求分数相对较高，为18.60±4.43，其次为已婚的尘肺病患者，而未婚的尘肺病患者对干预的需求分数则最低，为18.23±4.73。但检验结果显示，婚姻状况不同的尘肺病患者对干预的需求并无统计学差异(F=0.164，P=0.849)。

(八)报销方式与客观需求

在日常生活管理维度，医疗费用自费的尘肺病患者对干预的需求分数相对较高，为19.10±5.18，其次为部分报销的尘肺病患者，而完全报销的尘肺病患者对干预的需求分数则最低，为18.21±4.65。检验结果显示，报销方式不同的尘肺病患者对干预的需求并无统计学差异(F=0.935，P=0.393)。

(九)健康教育与客观需求

在日常生活管理维度，接受过健康教育的尘肺病患者对干预的需求分数相对较低，为16.12±5.35，而未接受过健康教育的尘肺病患者对干预的需求分数则较高，为19.46±3.80。检验结果显示，接受与未接受过健康教育的尘肺病患者对干预的客观需求也不同，后者高于前者，差异有统计学意义(t=6.834，P=0.000)。

(十)督导与客观需求

在日常生活管理维度，有人对其进行督导的尘肺病患者对干预的需求分数相对较低，为16.69±5.12，而无人对其进行督导的尘肺病患者对干预的需求分数相对较高，为19.52±3.87。检验结果显示，有人督导与无人督导的尘肺病患者对干预的客观需求也不同，后者高于前者，差异有统计学意义(t=6.419，P=0.000)。

(十一)收入水平与客观水平

在日常生活管理维度，收入水平越高的尘肺病患者，对干预的需求分数则越低。3000元以下月收入的尘肺病患者，对干预的需求分数最高，而6000元及以上月收入的尘肺病患者需求分数则最低。但检验结果显示，不同收入水平的尘肺病患者对干预的需求并无统计学差异(F=1.367，P=0.256)。

(十二)并发症与客观需求

在日常生活管理维度，无并发症的尘肺病患者，对干预的需求分数相对较低，为18.24±4.97，而有并发症的尘肺病患者，对干预的需求分数较高，为18.50±4.49。经检验，二者差异并无统计学意义(t=0.519，P=0.604)。

(十三)就诊地点与客观需求

在日常生活管理维度，门诊的尘肺病患者对干预的需求分数相对较高，为

19.15±5.15，而住院的尘肺病患者对干预的需求分数则相对较低，为18.04±4.20。但检验结果显示，门诊与住院两种就诊地点的患者对干预的需求也不同，前者高于后者，差异有统计学意义（$t=2.562$，$P=0.011$）。

（十四）病程长短与客观需求

在日常生活管理维度，病程较短的尘肺病患者对干预的需求分数相对较高，为20.90±4.68，其次为病情较长的尘肺病患者，而病程居中的尘肺病患者对干预的需求分数则最低，为16.02±5.59。检验结果显示，病程不同的尘肺病患者对干预的需求也不同，差异有统计学意义（$F=34.582$，$P=0.000$）。

综上所述，单因素分析初步确定了与干预需求相关的因素：文化水平、年龄、尘肺分期、尘肺类型、健康教育、督导、就诊地点与病程长短。

二、多因素分析

（一）回归模型的构建

由于目前尚缺乏关于尘肺病患者自我管理水平相关的金标准，因此，按照常规划分方法，将 $\overline{X}\pm S$ 作为界值，低于 $\overline{X}-S$ 者界定为低需求，将高于 $\overline{X}+S$ 者界定为高需求，介于二者之间者界定为中等需求。

按照这一标准，需求分数0～14分者为低需求，15～22分者为中等需求，23～36分者为高等需求。调查结果显示，480名尘肺病患者中，72名为低需求，341名为中等需求，67名为高等需求，所占比例分别为15.0%、71.0%和14.0%。

由于患者对干预项目的客观需求为有序多分类变量，因此，普通的logistic回归以及多分类logistic回归并不适用于构建回归模型，本研究选择有序logistic回归模型（连接函数为logit）进行分析。解释变量为单因素分析中有统计学意义的8个变量，分别为：文化水平、年龄、尘肺类型、尘肺分期、健康教育、督导、就诊地点及病程长短。详见表15-26。

表15-26　回归模型中自变量及因变量赋值情况

类别	变量赋值
因变量（分类变量）	
客观需求程度	1＝低需求；2＝中等需求；3＝高需求
文化水平	1＝初中及以下；2＝高中；3＝大专及以上
年龄	1＝35岁以下；2＝35～49岁；3＝50～64岁；4＝65岁及以上
尘肺类型	1＝硅肺；2＝其他尘肺
尘肺分期	1＝一期；2＝二期；3＝三期

续表

类别	变量赋值
健康教育	1＝接受；2＝未接受
督导与否	1＝有人督导；2＝无人督导
就诊地点	1＝门诊；2＝住院
病程长短	1＝较短；2＝一般；3＝较长

(二)回归结果分析

1.回归模型的检验

有序 logistic 回归模型与其他模型一样，也有其适用条件，本研究分别从模型拟合信息情况、平行性检验以及拟合度检验三个方面，验证有序 logistic 回归模型的适用性以及拟合效果。

(1)回归模型拟合信息情况：对回归模型中是否所有偏回归系数都为 0 进行检验，检验结果显示，$\chi^2=116.655$，$P=0.000$，说明自变量对于解释尘肺病患者对干预项目需求的优势比例变化是有用的。详见表 15-27。

表 15-27　有序 logistic 回归模型拟合信息情况

模型	－2 对数似然值	χ^2 值	自由度	显著性
仅截距	544.794			
最终	428.140	116.655	13	0.000

(2)回归模型的平行性检验：通过平行性检验来验证自变量对于因变量的影响在两个回归模型中是否相同，结果显示，$\chi^2=12.897$，$P=0.456(>0.05)$，说明自变量在两个回归模型中的偏回归系数是相同的。详见表 15-28。

表 15-28　有序 logistic 回归模型平行性检验

模型	－2 对数似然值	χ^2 值	自由度	显著性
零假设	428.140			
广义	415.242	12.897	13	0.456

注：零假设规定位置参数(斜率系数)在各响应类别中都是相同的。

(3)回归模型的拟合度检验：回归模型的拟合度检验结果显示，$\chi^2=409.092$，$P=0.702(>0.05)$，说明模型的拟合效果较好。详见表 15-29。

表 15-29　　有序 logistic 回归模型拟合度检验

项目	χ^2 值	自由度	P 值
Pearson	409.092	425	0.702
偏差	328.410	425	1.000

2. 回归结果分析

根据参数估计及检验结果，在 $\alpha=0.05$ 的显著水平上，在日常生活管理维度，与尘肺病患者对干预项目客观需求相关的因素有 5 个，分别为文化水平、年龄、尘肺分期、尘肺类型及病程长短。详见表 15-30。

表 15-30　　有序 logistic 回归模型参数估计及检验

项目	因素	estimate	wald	Sig.	95%CI	
					下限	上限
Y	需求水平=1	−2.646	12.728	0.000	−4.100	−1.192
	需求水平=2	2.112	8.461	0.004	0.689	3.535
X_1	文化水平=1	1.161	4.858	0.028	0.129	2.194
	文化水平=2	1.061	6.476	0.011	0.267	2.056
	文化水平=3	0	—	—	—	—
X_2	年龄=1	−0.950	5.286	0.021	−1.759	−0.140
	年龄=2	−0.344	0.867	0.352	−1.067	0.380
	年龄=3	−0.283	0.586	0.444	−1.007	0.442
	年龄=4	0	—	—	—	—
X_3	尘肺分期=1	−1.232	7.274	0.007	−2.126	−0.337
	尘肺分期=2	−0.745	3.256	0.071	−1.554	0.064
	尘肺分期=3	0	—	—	—	—
X_4	尘肺类型=1	0.806	12.495	0.000	0.359	1.253
	尘肺类型=2	0	—	—	—	—
X_5	健康教育=1	−0.386	1.369	0.242	−1.033	0.261
	健康教育=2	0	—	—	—	—
X_6	督导与否=1	−0.521	3.604	0.058	−1.059	0.017
	督导与否=2	0	—	—	—	—

续表

项目	因素	estimate	wald	Sig.	95%CI	
					下限	上限
X_7	就诊地点=1	0.220	0.944	0.331	−0.224	0.664
	就诊地点=2	0	—	—	—	—
X_8	病程长短=1	0.505	2.177	0.140	−0.166	1.177
	病程长短=2	−0.757	5.670	0.017	−1.380	−0.134
	病程长短=3	0	—	—	—	—

(1)文化水平与客观需求:在日常生活管理维度,与对照组即大专及以上文化水平的尘肺病患者相比,初中及以下、高中文化水平的尘肺病患者对干预的客观需求较高,差异有统计学意义。二者的回归系数分别为1.161和1.061,说明文化水平越低的尘肺病患者对干预的需求越高。

(2)年龄与客观需求:在日常生活管理维度,与对照组即65岁及以上的尘肺病患者相比,35岁以下的尘肺病患者对干预的需求较低,差异有统计学意义($B=-0.950,P=0.021$)。

(3)尘肺分期与客观需求:在日常生活管理维度,与对照组即尘肺三期的患者相比,尘肺一期的患者对干预的需求较低,差异有统计学意义($B=-1.232$,$P=0.007$)。

(4)尘肺类型与客观需求:在日常生活管理维度,与对照组即其他类型的尘肺病患者相比,硅肺患者对干预的客观需求相对较高,差异有统计学意义($B=0.806,P=0.000$)。

(5)病程长短与客观需求:在日常生活管理维度,与病程较长的尘肺病患者相比,病程一般的尘肺病患者,对干预的客观需求相对较低,差异有统计学意义($B=-0.757,P=0.017$)。

综上所述,在日常生活管理维度,初中及以下、高中文化水平以及硅肺是尘肺病患者对干预需求的正向相关因素,而35岁以下、尘肺一期以及病程一般是尘肺病患者对干预需求的负向相关因素。

第六节　情绪管理维度需求分析

在情绪管理维度,尘肺病患者对干预项目的客观需求分数为10.38±2.88,需求指数为41.2%,说明尘肺病患者对干预的客观需求较高。

一、单因素分析

(一)文化水平与客观需求

在情绪管理维度,文化水平越高的尘肺病患者对干预的需求则越低。其中,初中及以下文化水平的尘肺病患者需求分数最高,为10.98±2.35,而大专及以上文化水平的尘肺病患者,对干预的需求分数则最低,为7.53±5.01。经检验,文化水平不同的尘肺病患者对干预的需求也不同,差异有统计学意义($F=26.395, P=0.000$)。总体趋势为尘肺病患者文化水平越低,对干预的需求则越高。详见表15-31。

表15-31　患者干预需求影响因素的单因素分析(情绪管理维度)

项目	人数	平均数	标准差	t/F值	P值
文化水平				26.395	0.000
初中及以下	278	10.98	2.35		
高中	170	9.92	2.73		
大专及以上	32	7.53	5.01		
患者年龄				14.851	0.000
0～34岁	70	8.71	4.08		
35～49岁	114	10.39	2.52		
50～64岁	220	10.42	2.29		
65岁及以上	76	11.76	2.88		
性别				0.568	0.572
男性	416	10.42	2.68		
女性	64	10.13	3.96		
尘肺分期				21.009	0.000
一期	270	9.73	2.77		
二期	174	10.97	2.77		
三期	36	12.39	2.71		
户口类型				1.162	0.246
城镇户口	227	10.22	2.75		
农村户口	253	10.52	2.99		
尘肺类型				3.094	0.002

续表

项目	人数	平均数	标准差	t/F 值	P 值
硅肺	253	10.76	2.71		
其他尘肺	227	9.95	3.00		
婚姻状况				0.513	0.599
未婚	111	10.14	2.57		
已婚	316	10.46	2.97		
离异/丧偶	53	10.42	2.97		
报销方式				1.535	0.217
完全报销	267	10.18	2.97		
部分报销	173	10.58	2.68		
不报销	40	10.83	3.04		
健康教育				5.487	0.000
接受	146	9.20	3.35		
未接受	334	10.89	2.48		
督导与否				5.432	0.000
督导	182	9.44	3.20		
无人督导	298	10.95	2.50		
患者月收入				0.346	0.708
0～2999 元	96	10.49	2.70		
3000～5999 元	233	10.43	2.94		
6000 元及以上	151	10.22	2.90		
并发症				0.521	0.603
无	105	10.25	3.08		
有	375	10.41	2.82		
就诊地点				0.988	0.324
门诊	175	10.55	3.16		
住院	305	10.28	2.71		
病程长短				39.919	0.000
较短	106	12.09	2.87		
一般	109	8.84	3.41		
较长	265	10.32	2.21		

(二)年龄与客观需求

在情绪管理维度,年龄越大的尘肺病患者对干预的需求则越高。其中,65岁及以上的尘肺病患者对干预的需求分数最高,为11.76±2.88,而35岁以下的尘肺病患者需求分数则最低,为8.71±4.08。检验结果显示,不同年龄组的尘肺病患者对干预的需求也不同,差异有统计学意义(F=14.851,P=0.000)。

(三)性别与客观需求

在情绪管理维度,男性尘肺病患者对干预的需求分数相对较高,为10.42±2.68,而女性尘肺病患者对干预的需求分数则相对较低,为10.13±3.96。但检验结果显示,不同性别的尘肺病患者对干预的需求并无统计学差异(t=0.568,P=0.572)。

(四)尘肺分期与客观需求

在情绪管理维度,病情越严重的尘肺病患者对干预的需求分数则越高。其中,尘肺一期的患者需求分数最低,为9.73±2.77,而尘肺三期的患者对干预的需求分数则相对较高,为12.39±2.71。但检验结果显示,处于不同分期的尘肺病患者对干预的需求也不同,差异有统计学意义(F=21.009,P=0.000)。

(五)户口类型与客观需求

在情绪管理维度,农村户口的尘肺病患者对干预的需求分数相对较高,为10.52±2.99,而城镇户口的尘肺病患者对干预的需求分数相对较低,为10.22±2.75。但检验结果显示,户口类型不同的尘肺病患者对干预的需求并无统计学差异(t=1.162,P=0.246)。

(六)尘肺类型与客观需求

在情绪管理维度,硅肺患者对干预的需求分数相对较高,为10.76±2.71,而其他类型的尘肺病患者对干预的需求分数相对较低,为9.95±3.00。检验结果显示,不同类型的尘肺病患者对干预的需求也不同,差异有统计学意义(t=3.094,P=0.002)。

(七)婚姻状况与客观需求

在情绪管理维度,已婚的患者对干预的需求分数相对较高,为10.46±2.97,其次为离异/丧偶的尘肺病患者,而未婚的尘肺病患者对干预的需求分数则最低,为10.14±2.57。但检验结果显示,婚姻状况不同的尘肺病患者对干预的需求并无统计学差异(F=0.513,P=0.599)。

(八)报销方式与客观需求

在情绪管理维度,医疗费用自费的尘肺病患者对干预的需求分数相对较高,为10.83±3.04,其次为部分报销的尘肺病患者,而完全报销的尘肺病患者对干预的需求分数则最低,为10.18±2.97。检验结果显示,报销方式不同的尘肺病患者对干预的需求并无统计学差异($F=1.535$,$P=0.217$)。

(九)健康教育与客观需求

在情绪管理维度,接受过健康教育的尘肺病患者对干预的需求分数相对较低,为9.20±3.35,而未接受过健康教育的尘肺病患者对干预的需求分数则较高,为10.89±2.48。检验结果显示,接受与未接受过健康教育的尘肺病患者对干预的客观需求也不同,后者高于前者,差异有统计学意义($t=5.487$,$P=0.000$)。

(十)督导与客观需求

在情绪管理维度,有人对其进行督导的尘肺病患者对干预的需求分数相对较低,为9.44±3.20,而无人对其进行督导的尘肺病患者对干预的需求分数相对较高,为10.95±2.50。检验结果显示,有人督导与无人督导的尘肺病患者对干预的客观需求也不同,后者高于前者,差异有统计学意义($t=5.432$,$P=0.000$)。

(十一)收入水平与客观水平

在情绪管理维度,收入水平越高的尘肺病患者对干预的需求分数则越低。3000元以下月收入的尘肺病患者对干预的需求分数最高,而6000元及以上月收入的尘肺病患者需求分数则最低。但检验结果显示,不同收入水平的尘肺病患者对干预的需求并无统计学差异($F=0.346$,$P=0.708$)。

(十二)并发症与客观需求

在情绪管理维度,无并发症的尘肺病患者对干预的需求分数相对较低,为10.25±3.08,而有并发症的尘肺病患者对干预的需求分数较高,为10.41±2.82。经检验,二者差异并无统计学意义($t=0.521$,$P=0.603$)。

(十三)就诊地点与客观需求

在情绪管理维度,门诊的尘肺病患者对干预的需求分数相对较高,为10.55±3.16,而住院的尘肺病患者对干预的需求分数则相对较低,为10.28±2.71。但检验结果显示,门诊与住院两种就诊地点的患者对干预的需求并无统计学差异($t=0.988$,$P=0.324$)。

(十四)病程长短与客观需求

在情绪管理维度,病程较短的尘肺病患者对干预的需求分数相对较高,为12.09±2.87,其次为病情较长的尘肺病患者,而病程居中的尘肺病患者对干预的需求分数则最低,为8.84±3.41。检验结果显示,病程不同的尘肺病患者对干预的需求也不同,差异有统计学意义($F=39.919$,$P=0.000$)。

综上所述,单因素分析初步确定了与干预需求相关的因素:文化水平、年龄、尘肺分期、尘肺类型、健康教育、督导与病程长短。

二、多因素分析

(一)回归模型的构建

由于目前尚缺乏关于尘肺病患者自我管理水平相关的金标准，因此，按照常规划分方法，将 $\overline{X} \pm S$ 作为界值，低于 $\overline{X} - S$ 者界定为低需求，将高于 $\overline{X} + S$ 者界定为高需求，介于二者之间者界定为中等需求。

按照这一标准，需求分数 0～8 分者为低需求，9～13 分者为中等需求，14～20 分者为高等需求。调查结果显示，480 名尘肺病患者中，92 名为低需求，340 名为中等需求，48 名为高等需求，所占比例分别为 19.2％、70.8％和 10.0％。

由于患者对干预项目的客观需求为有序多分类变量，因此，普通的 logistic 回归以及多分类 logistic 回归并不适用于构建回归模型，本研究选择有序 logistic 回归模型(连接函数为 logit)进行分析。解释变量为单因素分析中有统计学意义的 7 个变量，分别为：文化水平、年龄、尘肺分期、尘肺类型、健康教育、督导及病程长短。详见表 15-32。

表 15-32　　回归模型中自变量及因变量赋值情况

类别	变量赋值
因变量(分类变量)	
客观需求程度	1＝低需求；2＝中等需求；3＝高需求
文化水平	1＝初中及以下；2＝高中；3＝大专及以上
年龄	1＝35 岁以下；2＝35～49 岁；3＝50～64 岁；4＝65 岁及以上
尘肺分期	1＝一期；2＝二期；3＝三期
尘肺类型	1＝硅肺；2＝其他尘肺
健康教育	1＝接受；2＝未接受
督导与否	1＝有人督导；2＝无人督导
病程长短	1＝较短；2＝一般；3＝较长

(二)回归结果分析

1. 回归模型的检验

有序 logistic 回归模型与其他模型一样，也有其适用条件，本研究分别从模型拟合信息情况、平行性检验以及拟合度检验三个方面，验证有序 logistic 回归模型的适用性以及拟合效果。

(1)回归模型拟合信息情况:对回归模型中是否所有偏回归系数都为0进行检验,检验结果显示,$\chi^2=107.068$,$P=0.000$,说明自变量对于解释尘肺病患者对干预项目需求的优势比例变化是有用的。详见表15-33。

表15-33　有序logistic回归模型拟合信息情况

模型	−2对数似然值	χ^2值	自由度	显著性
仅截距	503.674			
最终	396.605	107.068	12	0.000

(2)回归模型的平行性检验:通过平行性检验来验证自变量对于因变量的影响在两个回归模型中是否相同,结果显示,$\chi^2=9.505$,$P=0.659(>0.05)$,说明自变量在两个回归模型中的偏回归系数是相同的。详见表15-34。

表15-34　有序logistic回归模型平行性检验

模型	−2对数似然值	χ^2值	自由度	显著性
零假设	396.605			
广义	387.101	9.505	12	0.659

注:零假设规定位置参数(斜率系数)在各响应类别中都是相同的。

(3)回归模型的拟合度检验:回归模型的拟合度检验结果显示,$\chi^2=333.394$,$P=0.194(>0.05)$,说明模型的拟合效果较好。详见表15-35。

表15-35　有序logistic回归模型拟合度检验

项目	χ^2值	自由度	P值
Pearson	333.394	312	0.194
偏差	288.682	312	0.824

2.回归结果分析

根据参数估计及检验结果,在$\alpha=0.05$的显著水平上,与尘肺病患者对干预项目客观需求相关的因素有4个,分别为文化水平、年龄、尘肺分期及病程长短,详见表15-36。

表 15-36　　有序 logistic 回归模型参数估计及检验

项目	因素	estimate	wald	Sig.	95%CI	
					下限	上限
Y	需求水平=1	−3.463	21.785	0.000	−4.917	−2.009
	需求水平=2	0.960	1.806	0.179	−0.440	2.361
X_1	文化水平=1	0.800	2.463	0.117	−0.199	1.800
	文化水平=2	0.937	4.378	0.036	0.059	1.815
	文化水平=3	0	—	—	—	—
X_2	年龄=1	−1.482	13.097	0.000	−2.285	−0.680
	年龄=2	−1.292	11.889	0.001	−2.026	−0.557
	年龄=3	−0.988	7.032	0.008	−1.719	−0.258
	年龄=4	0	—	—	—	—
X_3	尘肺分期=1	−1.678	13.373	0.000	−2.578	−0.779
	尘肺分期=2	−1.468	11.986	0.001	−2.299	−0.637
	尘肺分期=3	0	—	—	—	—
X_4	尘肺类型=1	0.299	2.003	0.157	−0.115	0.713
	尘肺类型=2	0	—	—	—	—
X_5	健康教育=1	0.051	0.029	0.865	−0.540	0.643
	健康教育=2	0	—	—	—	—
X_6	督导与否=1	−0.462	3.308	0.069	−0.961	0.036
	督导与否=2	0	—	—	—	—
X_7	病程长短=1	0.696	3.955	0.047	0.010	1.382
	病程长短=2	−0.883	9.210	0.002	−1.453	−0.313
	病程长短=3	0	—	—	—	—

(1)文化水平与客观需求：在日常生活管理维度，与对照组即大专及以上文化水平的尘肺病患者相比，高中文化水平的尘肺病患者对干预的客观需求较高，差异有统计学意义($B=0.937$，$P=0.036$)。

(2)年龄与客观需求：在日常生活管理维度，与对照组即 65 岁及以上的尘肺病患者相比，35 岁以下、35～49 岁及 50～64 岁的尘肺病患者对干预的需求均较低，差异有统计学意义。三者的回归系数分别为 −1.482、−1.292 和 −0.988，说明尘肺病患者的年龄越大，对干预的需求就越高。

(3)尘肺分期与客观需求：在日常生活管理维度，与对照组即尘肺三期的患者相比，尘肺一期、二期的患者对干预的需求均较低，差异有统计学意义，二者的回归系数分别为－1.678和－1.468。说明病情越严重的尘肺病患者，对干预的需求越高。

(4)病程长短与客观需求：与病程较长的尘肺病患者相比，病程较短的尘肺病患者对干预的客观需求相对较高，差异有统计学意义（$B=0.696$，$P=0.047$）。而病程一般的尘肺病患者对干预的客观需求则相对较低，差异有统计学意义（$B=-0.883$，$P=0.002$）。

综上所述，尘肺病患者的年龄越大、病情越严重，对干预的需求越高。另外，高中文化水平、病情较短是患者对干预需求的正相关因素，而病程一般则是尘肺病患者对干预需求的负相关因素。

第七节　自我管理效能维度需求分析

在自我管理效能维度，尘肺病患者对干预项目的客观需求分数为20.92±6.28，需求指数为41.8%，说明尘肺病患者对干预的客观需求较高。

一、单因素分析

（一）文化水平与客观需求

在自我管理效能维度，文化水平越高的尘肺病患者对干预的需求则越低。其中，初中及以下文化水平的尘肺病患者需求分数最高，为23.30±5.24，而大专及以上文化水平的尘肺病患者，对干预的需求分数则最低，为12.94±7.63。经检验，文化水平不同的尘肺病患者对干预的需求也不同，差异有统计学意义（$F=76.052$，$P=0.000$）。总体趋势为尘肺病患者文化水平越低，对干预的需求则越高。详见表15-37。

表15-37　患者干预需求影响因素的单因素分析(自我管理效能维度)

项目	人数	平均数	标准差	t/F值	P值
文化水平				76.052	0.000
初中及以下	278	23.30	5.24		
高中	170	18.55	5.39		
大专及以上	32	12.94	7.63		
患者年龄				11.424	0.000
0～34岁	70	17.14	7.94		

续表

项目	人数	平均数	标准差	t/F 值	P 值
35～49岁	114	21.15	5.61		
50～64岁	220	21.45	5.46		
65岁及以上	76	22.55	6.49		
性别				1.765	0.082
男性	416	21.16	6.00		
女性	64	19.38	7.74		
尘肺分期				47.397	0.000
一期	270	18.73	5.60		
二期	174	23.36	5.93		
三期	36	25.61	5.91		
户口类型				1.832	0.068
城镇户口	227	20.37	6.22		
农村户口	253	21.42	6.30		
尘肺类型				3.288	0.001
硅肺	253	21.81	6.10		
其他尘肺	227	19.94	6.34		
婚姻状况				0.524	0.593
未婚	111	20.48	6.17		
已婚	316	21.13	6.32		
离异/丧偶	53	20.60	6.31		
报销方式				0.722	0.486
完全报销	267	20.90	6.40		
部分报销	173	21.20	6.15		
不报销	40	19.88	6.03		
健康教育				12.606	0.000
接受	146	16.18	5.98		
未接受	334	22.99	5.20		

续表

项目	人数	平均数	标准差	t/F 值	P 值
督导与否				8.502	0.000
督导	182	17.89	6.53		
无人督导	298	22.78	5.34		
患者月收入				0.988	0.373
0～2999元	96	20.35	6.29		
3000～5999元	233	21.32	6.21		
6000元及以上	151	20.67	6.37		
并发症				0.898	0.369
无	105	21.41	6.17		
有	375	20.79	6.31		
就诊地点				0.929	0.354
门诊	175	21.27	6.68		
住院	305	20.72	6.04		
病程长短				59.797	0.000
较短	106	25.40	5.54		
一般	109	17.03	6.63		
较长	265	20.74	5.20		

（二）年龄与客观需求

在自我管理效能维度，年龄越大的尘肺病患者对干预的需求则越高。其中，65岁及以上的尘肺病患者对干预的需求分数最高，为22.55±6.49，而35岁以下的尘肺病患者需求分数则最低，为17.14±7.94。检验结果显示，不同年龄组的尘肺病患者对干预的需求也不同，差异有统计学意义（$F=11.424$，$P=0.000$）。

（三）性别与客观需求

在自我管理效能维度，男性尘肺病患者对干预的需求分数相对较高，为21.16±6.00，而女性尘肺病患者对干预的需求分数则相对较低，为19.38±7.74。但检验结果显示，不同性别的尘肺病患者对干预的需求并无统计学差异（$t=1.765$，$P=0.082$）。

（四）尘肺分期与客观需求

在自我管理效能维度，病情越严重的尘肺病患者对干预的需求分数则越高。其中，尘肺一期的患者需求分数最低，为18.73±5.60，而尘肺三期的患者对干预的需求分数则相对较高，为25.61±5.91。但检验结果显示，处于不同分期的尘肺病患者对干预的需求也不同，差异有统计学意义（$F=47.397$，$P=0.000$）。

（五）户口类型与客观需求

在自我管理效能维度，农村户口的尘肺病患者对干预的需求分数相对较高，为21.42±6.30，而城镇户口的尘肺病患者对干预的需求分数相对较低，为20.37±6.22。但检验结果显示，户口类型不同的尘肺病患者对干预的需求并无统计学差异（$t=1.832$，$P=0.068$）。

（六）尘肺类型与客观需求

在自我管理效能维度，硅肺患者对干预的需求分数相对较高，为21.81±6.10，而其他类型的尘肺病患者对干预的需求分数相对较低，为19.94±6.34。检验结果显示，不同类型的尘肺病患者对干预的需求也不同，差异有统计学意义（$t=3.288$，$P=0.001$）。

（七）婚姻状况与客观需求

在自我管理效能维度，已婚的患者对干预的需求分数相对较高，为21.13±6.32，其次为离异/丧偶的尘肺病患者，而未婚的尘肺病患者对干预的需求分数则最低，为20.48±6.17。但检验结果显示，婚姻状况不同的尘肺病患者对干预的需求并无统计学差异（$F=0.524$，$P=0.593$）。

（八）报销方式与客观需求

在自我管理效能维度，医疗费用部分报销的尘肺病患者对干预的需求分数相对较高，为21.20±6.15，其次为完全报销的尘肺病患者，而自费的尘肺病患者对干预的需求分数则最低，为19.88±6.03。检验结果显示，报销方式不同的尘肺病患者对干预的需求并无统计学差异（$F=0.722$，$P=0.486$）。

（九）健康教育与客观需求

在自我管理效能维度，接受过健康教育的尘肺病患者对干预的需求分数相对较低，为16.18±5.98，而未接受过健康教育的尘肺病患者对干预的需求分数则较高，为22.99±5.20。检验结果显示，接受与未接受过健康教育的尘肺病患者对干预的客观需求也不同，后者高于前者，差异有统计学意义（$t=12.606$，$P=0.000$）。

（十）督导与客观需求

在自我管理效能维度，有人对其进行督导的尘肺病患者对干预的需求分数相对较低，为17.89±6.53，而无人对其进行督导的尘肺病患者对干预的需求分数相对较高，为22.78±5.34。检验结果显示，有人督导与无人督导的尘肺病患者对干预的客观需求也不同，后者高于前者，差异有统计学意义（$t=8.502$，$P=0.000$）。

（十一）收入水平与客观水平

在自我管理效能维度，3000元以下月收入的尘肺病患者，对干预的需求分数最低，而3000～5999元月收入的尘肺病患者需求分数则最高。但检验结果显示，不同收入水平的尘肺病患者对干预的需求并无统计学差异（$F=0.988$，$P=0.373$）。

（十二）并发症与客观需求

在自我管理效能维度，无并发症的尘肺病患者，对干预的需求分数相对较高，为21.41±6.17，而有并发症的尘肺病患者，对干预的需求分数较低，为20.79±6.31。经检验，二者差异并无统计学意义（$t=0.898$，$P=0.369$）。

（十三）就诊地点与客观需求

在自我管理效能维度，门诊的尘肺病患者对干预的需求分数相对较高，为21.27±6.68，而住院的尘肺病患者对干预的需求分数则相对较低，为20.72±6.04。但检验结果显示，门诊与住院两种就诊地点的患者对干预的需求并无统计学差异（$t=0.929$，$P=0.354$）。

（十四）病程长短与客观需求

在自我管理效能维度，病程较短的尘肺病患者对干预的需求分数相对较高，为25.40±5.54，其次为病程较长的尘肺病患者，而病程居中的尘肺病患者对干预的需求分数则最低，为17.03±6.63。检验结果显示，病程不同的尘肺病患者对干预的需求也不同，差异有统计学意义（$F=59.797$，$P=0.000$）。

综上所述，单因素分析初步确定了与干预需求相关的因素：文化水平、年龄、尘肺分期、尘肺类型、健康教育、督导与病程长短。

二、多因素分析

（一）回归模型的构建

由于目前尚缺乏关于尘肺病患者自我管理水平相关的金标准，因此，按照常规划分方法，将$\overline{X}\pm S$作为界值，低于$\overline{X}-S$者界定为低需求，将高于$\overline{X}+S$者界定为高需求，介于二者之间者界定为中等需求。

按照这一标准，需求分数0～15分者为低需求，16～28分者为中等需求，29～40分者为高等需求。调查结果显示，480名尘肺病患者中，79名为低需求，332名为中等需求，49名为高等需求，所占比例分别为16.5%、69.2%和10.2%。

由于患者对干预项目的客观需求为有序多分类变量，因此，普通的logistic回归以及多分类logistic回归并不适用于构建回归模型，本研究选择有序logistic回归模型（连接函数为logit）进行分析。解释变量为单因素分析中有统计学意义的7个变量，分别为：文化水平、年龄、尘肺分期、尘肺类型、健康教育、督导及病程长短。详见表15-38。

表 15-38　　回归模型中自变量及因变量赋值情况

类别	变量赋值
因变量(分类变量)	
客观需求程度	1＝低需求;2＝中等需求;3＝高需求
文化水平	1＝初中及以下;2＝高中;3＝大专及以上
年龄	1＝35 岁以下;2＝35～49 岁;3＝50～64 岁;4＝65 岁及以上
尘肺分期	1＝一期;2＝二期;3＝三期
尘肺类型	1＝硅肺;2＝其他尘肺
健康教育	1＝接受;2＝未接受
督导与否	1＝有人督导;2＝无人督导
病程长短	1＝较短;2＝一般;3＝较长

(二)回归结果分析

1. 回归模型的检验

有序 logistic 回归模型与其他模型一样,也有其适用条件,本研究分别从模型拟合信息情况、平行性检验以及拟合度检验三个方面,验证有序 logistic 回归模型的适用性以及拟合效果。

(1)回归模型拟合信息情况:对回归模型中是否所有偏回归系数都为 0 进行检验,检验结果显示,$\chi^2=165.002$,$P=0.000$,说明自变量对于解释尘肺病患者对干预项目需求的优势比例变化是有用的。详见表 15-39。

表 15-39　　有序 logistic 回归模型拟合信息情况

模型	－2 对数似然值	χ^2 值	自由度	显著性
仅截距	522.881			
最终	357.879	165.002	12	0.000

(2)回归模型的平行性检验:通过平行性检验来验证自变量对于因变量的影响在两个回归模型中是否相同,结果显示,$\chi^2=17.349$,$P=0.137(>0.05)$,说明自变量在两个回归模型中的偏回归系数是相同的。详见表 15-40。

表 15-40　　有序 logistic 回归模型平行性检验

模型	－2 对数似然值	χ^2 值	自由度	显著性
零假设	357.879			
广义	340.530	17.349	12	0.137

注:零假设规定位置参数(斜率系数)在各响应类别中都是相同的。

(3)回归模型的拟合度检验:回归模型的拟合度检验结果显示,$\chi^2=319.426$,$P=0.374(>0.05)$,说明模型的拟合效果较好,详见表15-41。

表15-41　有序logistic回归模型拟合度检验

项目	χ^2值	自由度	P值
Pearson	319.426	312	0.374
偏差	252.343	312	0.994

2.回归结果分析

根据参数估计及检验结果,在$\alpha=0.05$的显著水平上,与尘肺病患者对干预项目客观需求相关的因素有4个,分别为文化水平、尘肺类型、健康教育及病程长短。详见表15-42。

表15-42　有序logistic回归模型参数估计及检验

项目	因素	estimate	wald	Sig.	95%CI	
					下限	上限
Y	需求水平=1	−0.828	1.272	0.259	−2.267	0.611
	需求水平=2	3.945	27.287	0.000	2.465	5.425
X_1	文化水平=1	1.286	5.769	0.016	0.237	2.335
	文化水平=2	1.139	5.764	0.016	0.209	2.070
	文化水平=3	0	—	—	—	—
X_2	年龄=1	0.067	0.029	0.865	−0.708	0.843
	年龄=2	0.276	0.601	0.438	−0.421	0.973
	年龄=3	0.043	0.014	0.905	−0.657	0.742
	年龄=4	0	—	—	—	—
X_3	尘肺分期=1	−0.368	0.663	0.416	−1.254	0.518
	尘肺分期=2	−0.077	0.033	0.855	−0.903	0.749
	尘肺分期=3	0	—	—	—	—
X_4	尘肺类型=1	0.572	6.925	0.008	0.146	0.999
	尘肺类型=2	0	—	—	—	—
X_5	健康教育=1	−1.179	14.467	0.000	−1.787	−0.572
	健康教育=2	0	—	—	—	—

续表

项目	因素	estimate	wald	Sig.	95%CI	
					下限	上限
X_6	督导与否=1	−0.491	3.491	0.062	−1.006	0.024
	督导与否=2	0	—	—	—	—
X_7	病程长短=1	1.662	20.969	0.000	0.951	2.373
	病程长短=2	−0.375	1.601	0.206	−0.956	0.206
	病程长短=3	0	—	—	—	—

(1)文化水平与客观需求：在自我管理效度维度，与对照组即大专及以上文化水平的尘肺病患者相比，初中及以下、高中文化水平的尘肺病患者，对干预的客观需求均较高，差异有统计学意义。二者的回归系数分别为1.286和1.139，说明文化水平越高的尘肺病患者，在自我管理效度维度上，对干预的客观需求则越低。

(2)尘肺类型与客观需求：在自我管理效度维度，与对照组即其他类型的尘肺病患者相比，硅肺患者对干预的需求相对较高，差异有统计学意义($B=0.572$，$P=0.008$)。

(3)健康教育与客观需求：在自我管理效度维度，与对照组即未接受过健康教育的尘肺病患者相比，接受过健康教育的尘肺病患者对干预的需求相对较低，差异有统计学意义($B=-1.179$，$P=0.000$)。

(4)病程长短与客观需求：与病程较长的尘肺病患者相比，病程较短的尘肺病患者，对干预的客观需求相对较高，差异有统计学意义($B=1.662$，$P=0.000$)。

综上所述，文化水平越高的尘肺病患者，在自我管理效度维度上，对干预的客观需求则越低。另外，硅肺、病情较短是患者对干预需求的正相关因素，而健康教育则是尘肺病患者对干预需求的负相关因素。

第八节　自我管理干预需求分析

在自我管理总体水平上，尘肺病患者对干预项目的客观需求分数为86.98±18.29，需求指数为41.4%，说明尘肺病患者对干预的客观需求较高。

一、单因素分析

(一)文化水平与客观需求

在自我管理总体水平上,文化水平越高的尘肺病患者对干预的需求则越低。其中,初中及以下文化水平的尘肺病患者需求分数最高,为 94.48±12.22,而大专及以上文化水平的尘肺病患者,对干预的需求分数则最低,为 58.56±33.07。经检验,文化水平不同的尘肺病患者对干预的需求也不同,差异有统计学意义(F=106.861,P=0.000)。总体趋势为尘肺病患者文化水平越低,对干预的需求则越高。详见表 15-43。

表 15-43　患者干预需求影响因素的单因素分析(自我管理总体水平)

项目	人数	平均数	标准差	t/F 值	P 值
文化水平				106.861	0.000
初中及以下	278	94.48	12.22		
高中	170	80.06	14.49		
大专及以上	32	58.56	33.07		
患者年龄				24.644	0.000
0～34 岁	70	72.40	28.45		
35～49 岁	114	87.04	13.84		
50～64 岁	220	88.47	11.44		
65 岁及以上	76	96.00	20.85		
性别				1.665	0.100
男性	416	87.77	16.25		
女性	64	81.83	27.83		
尘肺分期				81.399	0.000
一期	270	79.23	15.35		
二期	174	95.04	15.92		
三期	36	106.17	18.76		
户口类型				1.382	0.168
城镇户口	227	85.76	16.90		
农村户口	253	88.07	19.43		
尘肺类型				3.838	0.000

续表

项目	人数	平均数	标准差	t/F 值	P 值
硅肺	253	89.97	17.17		
其他尘肺	227	83.64	18.96		
婚姻状况				0.488	0.614
未婚	111	85.57	17.02		
已婚	316	87.54	18.69		
离异/丧偶	53	86.60	18.67		
报销方式				0.958	0.385
完全报销	267	85.95	18.68		
部分报销	173	88.19	17.22		
不报销	40	88.60	20.14		
健康教育				11.079	0.000
接受	146	73.07	19.82		
未接受	334	93.06	13.72		
督导与否				9.428	0.000
督导	182	77.21	19.32		
无人督导	298	92.94	14.77		
患者月收入				0.575	0.563
0～2999 元	96	87.03	17.53		
3000～5999 元	233	87.77	17.80		
6000 元及以上	151	85.72	19.54		
并发症				0.011	0.991
有	105	86.96	21.74		
无	375	86.98	17.24		
就诊地点				2.173	0.030
门诊	175	89.37	20.86		
住院	305	85.61	16.53		
病程长短				98.337	0.000
较短	106	102.92	18.03		
一般	109	73.55	22.65		
较长	265	86.12	9.53		

(二)年龄与客观需求

在自我管理总体水平上,年龄越大的尘肺病患者对干预的需求则越高。其中，65岁及以上的尘肺病患者对干预的需求分数最高，为96.00±20.85，而35岁以下的尘肺病患者需求分数则最低，为72.40±28.45。检验结果显示，不同年龄组的尘肺病患者对干预的需求也不同，差异有统计学意义（$F=24.644$，$P=0.000$）。

（三）性别与客观需求

在自我管理总体水平上，男性尘肺病患者对干预的需求分数相对较高，为87.77±16.25，而女性尘肺病患者对干预的需求分数则相对较低，为81.83±27.83。但检验结果显示，不同性别的尘肺病患者对干预的需求并无统计学差异（$t=1.665$，$P=0.100$）。

（四）尘肺分期与客观需求

在自我管理总体水平上，病情越严重的尘肺病患者对干预的需求分数则越高。其中，尘肺一期的患者需求分数最低，为79.23±15.35，而尘肺三期的患者对干预的需求分数则相对较高，为106.17±18.76。但检验结果显示，处于不同分期的尘肺病患者对干预的需求也不同，差异有统计学意义（$F=81.399$，$P=0.000$）。

（五）户口类型与客观需求

在自我管理总体水平上，农村户口的尘肺病患者对干预的需求分数相对较高，为88.07±19.43，而城镇户口的尘肺病患者对干预的需求分数相对较低，为85.76±16.90。但检验结果显示，户口类型不同的尘肺病患者对干预的需求并无统计学差异（$t=1.382$，$P=0.168$）。

（六）尘肺类型与客观需求

在自我管理总体水平上，硅肺患者对干预的需求分数相对较高，为89.97±17.17，而其他类型的尘肺病患者对干预的需求分数相对较低，为83.64±18.96。检验结果显示，不同类型的尘肺病患者对干预的需求也不同，差异有统计学意义（$t=3.838$，$P=0.000$）。

（七）婚姻状况与客观需求

在自我管理总体水平上，已婚的患者对干预的需求分数相对较高，为87.54±18.69，其次为离异/丧偶的尘肺病患者，而未婚的尘肺病患者对干预的需求分数则最低，为85.57±17.02。但检验结果显示，婚姻状况不同的尘肺病患者对干预的需求并无统计学差异（$F=0.488$，$P=0.614$）。

（八）报销方式与客观需求

在自我管理总体水平上，医疗费用不报销的尘肺病患者对干预的需求分数相对较高，为88.60±20.14，其次为部分报销的尘肺病患者，而完全报销的尘肺病患者对干预的需求分数则最低，为85.95±18.68。检验结果显示，报销方式不同的尘肺病患者对干预的需求并无统计学差异（$F=0.958$，$P=0.385$）。

(九)健康教育与客观需求

在自我管理总体水平上,接受过健康教育的尘肺病患者对干预的需求分数相对较低,为 73.07±19.82,而未接受过健康教育的尘肺病患者对干预的需求分数则较高,为 93.06±13.72。检验结果显示,接受与未接受过健康教育的尘肺病患者对干预的客观需求也不同,后者高于前者,差异有统计学意义($t=11.079$,$P=0.000$)。

(十)督导与客观需求

在自我管理总体水平上,有人对其进行督导的尘肺病患者对干预的需求分数相对较低,为 77.21±19.32,而无人对其进行督导的尘肺病患者对干预的需求分数相对较高,为 92.94±14.77。检验结果显示,有人督导与无人督导的尘肺病患者对干预的客观需求也不同,后者高于前者,差异有统计学意义($t=9.428$,$P=0.000$)。

(十一)收入水平与客观水平

在自我管理总体水平上,6000 元及以上月收入的尘肺病患者,对干预的需求分数最低,而 3000～5999 元月收入的尘肺病患者需求分数则最高。但检验结果显示,不同收入水平的尘肺病患者对干预的需求并无统计学差异($F=0.575$,$P=0.563$)。

(十二)并发症与客观需求

在自我管理总体水平上,有、无并发症的尘肺病患者,对干预的需求分数相差无几。经检验,二者差异无统计学意义($t=0.011$,$P=0.991$)。

(十三)就诊地点与客观需求

在自我管理总体水平上,门诊的尘肺病患者对干预的需求分数相对较高,为 89.37±20.86,而住院的尘肺病患者对干预的需求分数则相对较低,为 85.61±16.53。但检验结果显示,门诊与住院两种就诊地点的患者对干预的需求也不同,差异有统计学意义($t=2.173$,$P=0.030$)。

(十四)病程长短与客观需求

在自我管理总体水平上,病程较短的尘肺病患者对干预的需求分数相对较高,为 102.92±18.03,其次为病程较长的尘肺病患者,而病程居中的尘肺病患者对干预的需求分数则最低,为 73.55±22.65。检验结果显示,病程不同的尘肺病患者对干预的需求也不同,差异有统计学意义($F=98.337$,$P=0.000$)。

综上所述,单因素分析初步确定了与干预需求相关的因素:文化水平、年龄、尘肺分期、尘肺类型、健康教育、督导、就诊地点与病程长短。

二、多因素分析

(一)回归模型的构建

由于目前尚缺乏关于尘肺病患者自我管理水平相关的金标准,因此,按照常规划分方法，以中位数为界值，高于中位数者为高需求，反之则为低需求。

本研究选择选择二分类 logistic 回归模型进行分析，以尘肺病患者对干预的需求水平为因变量，解释变量为单因素分析中有统计学意义的 8 个变量，分别为：文化水平、年龄、尘肺分期、尘肺类型、健康教育、督导、就诊地点及病程长短。详见表 15-44。

表 15-44　　回归模型中自变量及因变量赋值情况

类别	变量赋值
因变量(需求水平)	0＝低需求；1＝高需求
文化水平	1＝初中及以下；2＝高中；3＝大专及以上
年龄	1＝35 岁以下；2＝35～49 岁；3＝50～64 岁；4＝65 岁及以上
尘肺分期	1＝一期；2＝二期；3＝三期
尘肺类型	1＝硅肺；2＝其他尘肺
健康教育	1＝接受；2＝未接受
督导与否	1＝有人督导；2＝无人督导
就诊地点	1＝门诊；2＝住院
病程长短	1＝较短；2＝一般；3＝较长

（二）回归结果分析

经检验，与尘肺病患者对干预的需求相关的因素有：文化水平、尘肺分期、督导及病程长短。详见表 15-45。

表 15-45　　患者干预需求影响因素的多因素分析(自我管理总体水平)

项目	*B*	wald	Sig.	*OR*	95%CI	
					下限	上限
文化水平		35.518	0.000			
初中及以下	5.850	11.797	0.001	347.061	12.323	9774.167
高中	0.253	0.027	0.871	1.288	0.061	27.164
患者年龄		4.120	0.249			
0～34 岁	−2.029	2.506	0.113	0.131	0.011	1.621
35～49 岁	−1.303	1.190	0.275	0.272	0.026	2.824
50～64 岁	−2.019	2.780	0.095	0.133	0.012	1.425
尘肺分期		27.965	0.000			

续表

项目	B	wald	Sig.	OR	95%CI	
					下限	上限
一期	−4.997	15.277	0.000	0.007	0.001	0.083
二期	−3.687	7.857	0.005	0.025	0.002	0.330
硅肺	−0.042	0.015	0.903	0.959	0.491	1.874
健康教育	−0.247	0.212	0.645	0.781	0.273	2.235
督导	−0.913	5.744	0.017	0.401	0.190	0.847
门诊	−0.059	0.030	0.863	0.943	0.480	1.850
病程长短		13.243	0.001			
较短	3.824	13.193	0.000	45.802	5.817	360.672
一般	0.351	0.348	0.555	1.421	0.443	4.562
常数	1.530	0.606	0.436	4.617		

1. 文化水平与客观需求

与对照组即大专及以上文化水平的尘肺病患者相比，初中及以下文化水平的尘肺病患者对干预的需求相对较高，差异有统计学意义（$OR=347.061$，$P=0.001$）。

2. 尘肺分期与客观需求

与对照组即处于三期的尘肺病患者相比，一期和二期尘肺病患者对干预的需求相对较低，差异有统计学意义。二者的 OR 值分别为 0.007 和 0.025，说明，病情越严重的尘肺病患者对干预的需求则越高。

3. 督导与客观需求

与对照组即无人督导的尘肺病患者相比，有人督导的尘肺病患者对干预的需求相对较低，差异有统计学意义（$OR=0.401$，$P=0.017$）。

4. 病情长短与客观需求

与对照组即病程较长的尘肺病患者相比，病程较短的尘肺病患者对干预的需求相对较高，差异有统计学意义（$OR=45.802$，$P=0.000$）。

第十六章　尘肺病患者自我管理研究总结

一、患者基本特征与自我管理水平

(一)文化水平与自我管理水平

本研究分析结果显示,文化水平越高的尘肺病患者,自我管理行为及自我管理效能均相应较高。导致这种差异的原因有两方面:一方面,文化程度较高的患者能更主动、更强烈地意识到对自身健康的责任,更能利用各种途径获取疾病的相关信息和医疗服务,同时对信息的理解也较低学历患者更深入到位,更能正确认识自己;另一方面,文化程度较高的患者对精神生活的需求相对较高,对生活质量的期望也比较高,更能理解并更愿意主动采取多种形式的症状管理和日常生活管理去促进自己的健康。

众多研究表明,尘肺病不但影响患者的生理健康,还影响患者的心理健康,这些影响主要来自患者的病理生理改变及由此导致的各种临床症状,其中以呼吸困难对健康的影响最大。呼吸困难使得患者在日常活动甚至休息时亦感到不适,并且身体的不适常导致情绪不稳定。因此,呼吸困难的预防与管理是尘肺病患者自我管理中极其重要的环节。文献资料显示,管理呼吸困难最有效的策略是看医生、进行呼吸训练、使用药物并减少活动。文化程度越高的患者越容易采用上述措施进行症状管理,也会采取自我交谈、放松和积极向上的态度来减轻心理压抑和促进情绪健康稳定。鉴于这一点,卫生保健人员不但要帮助文化程度低的患者明确对自身健康的责任,调整好情绪和心态,还要强化相关知识和自我管理技能的培训,这样才能使他们更好地应对自己的病情并积极、快乐地投入生活。

(二)病程长短与自我管理水平

病程长短是尘肺病患者自我管理水平的又一相关因素,相较于病程较短及较长的尘肺病患者相比,病程一般的患者自我管理水平相对较高。究其原因可能是病程越长,患者越熟悉和了解自己的病情,自我管理经验也越丰富,所谓

"久病成良医"。但本研究结果同时也表明,病程较长的尘肺病患者自我管理水平反而下降。其原因可能是患病时间越长,年龄越大,身体状况受疾病的影响也较大,患者的身体健康状况越差,造成患者对治疗疾病丧失信心,感觉生命安全感缺乏,从而导致有些患者以"听天由命""听之任之"而消极应对。对于这些患者,卫生保健人员和患者亲属应重点加强心理支持,鼓励患者树立信心,积极应对。

（三）健康教育与自我管理水平

健康教育是尘肺病患者自我管理水平的又一相关因素,相较于未接受过健康教育的尘肺病患者,接受过健康教育的尘肺病患者自我管理水平相对较高。这是因为接受过健康教育的尘肺病患者对疾病知识的知晓水平较高,因此更有可能会采取正确的自我管理行为。同时,接受过健康教育的尘肺病患者会明白尘肺病并非不可治愈,这使得其自我管理效能相对较高。以上两个方面的原因使得接受过健康教育的尘肺病患者自我管理水平相对较高。

（四）督导与自我管理水平

督导是尘肺病患者自我管理水平的又一相关因素,相较于无人督导的尘肺病患者,有人督导的尘肺病患者自我管理水平相对较高。这是因为如果有人对其自我管理行为进行督导,尘肺病患者无论是出于自愿或是非自愿,均更有可能采取正确的自我管理行为。经过一段时间之后,即使无人对其进行督导,尘肺病患者也会自觉采取正确的自我管理行为。

（五）年龄与自我管理水平

年龄是尘肺病患者自我管理水平的又一相关因素,35 岁以下的尘肺病患者自我管理水平最高,而 50～64 岁的尘肺病患者自我管理水平最低。相关研究表明,年轻人及老年人对自身健康的关注较高,特别是前者。因此,35 岁以下的尘肺病患者自我管理水平最高,其次为 65 岁及以上的尘肺病患者。

二、自我管理与抑郁、社会支持、生活质量的相关关系

医学研究领域中,在探讨病因或因素之间的关系时,往往需要分析多个因素,定量地描述某些因素之间的关系,最常用的方法是多元回归分析。多元线性回归方程主要有两个作用,一是用于解释因变量与自变量之间的关系,二是用于预报。对于前者,多元回归分析的目的是在研究中选择最有影响的因素,但它不能解释进入方程的哪些因素对因变量有直接作用、哪些有间接作用以及因素之间的相互作用,而且它不能表达那些对因变量的直接作用没有统计学意义、但有间接作用的因素。而路径分析就可以很好地克服上述不足。

路径分析假设变量间的关系是线性的,应用多元回归分析方法与路径模型相结合来表示因素间的关系。路径分析的基本框架包括变量、路径和路径系数

三部分，这三部分组成一个完整的路径分析图，也称“路径模型”，模型中既包含有可观测的显在变量（observed variable），也可能包含无法直接观测的潜在变量（latent variable）。两个变量之间的因果作用极其复杂，有的是直接的单向影响（如 A→B，A 是原因，B 是结果）；有的是通过中介变量的间接影响（如 A→M→B，A 通过 M 对 B 发生作用）；还有的则是两个变量相互影响（如 A→B，B→A，A 与 B 互为因果）。研究者可以根据一定的理论和假设，建立起相应的因果模型。对于一个含有双向影响、循环作用和测量误差等因素的复杂关系结构而言，传统统计方法是很难对其作出科学分析的，而借助于因果模型，研究者便可以对这样的结构关系进行合理的分析和解释。本研究采用路径分析对尘肺病患者的自我管理、生活质量、抑郁心理、社会支持之间的关系进行探讨，研究建立的因果关系模型表明以下几点：

（一）生活质量对自我管理产生直接效应

分析结果显示，尘肺病患者自我管理水平与生活质量呈中度正相关，表明生活质量越高，自我管理水平越高。自我管理是生活质量的影响因素之一，而生活质量则可被视为自我管理的一种结局，两者互为因果。自我管理水平高的患者，能更积极主动地寻求帮助，了解疾病的相关知识和信息，通过调整生活习惯、心态、情绪及适当锻炼加强自身保健，尽量降低疾病对生活的影响，患者的生理机能、精神面貌会更好。同时，患者身体舒适、精神状态好，会更好地执行各种治疗任务、进行各种有益的活动和锻炼、获取更多的疾病保健知识和技能来管理自己。

（二）抑郁心理对自我管理产生直接和间接效应

抑郁心理与自我管理水平呈中度负相关，抑郁心理对自我管理的影响通过两重路径进行。一方面，抑郁心理通过与生活质量的协同作用以间接方式进行，表明抑郁症状越重，生活质量越差，自我管理水平越低；另一方面，抑郁心理对尘肺病患者的自我管理直接造成影响。尘肺病除造成器质性损害外，还因咳嗽、咳痰和呼吸困难等症状的长期困扰，加之对呼吸困难可能造成窒息和死亡的恐惧，以致患者情绪低落，对周围事物缺乏兴趣，社会交往和社会活动越来越少，使生活质量进一步下降，导致自我管理水平低下。有研究表明，尘肺病患者常出现不同程度的焦虑、抑郁等负性情绪，其中抑郁的发生率最高，对患者的影响也最突出。抑郁常加重尘肺病患者呼吸困难的主观感觉，增加尘肺病急性加重的次数，增加患者的急诊就医、住院次数，降低患者的治疗依从性，而治疗依从性是自我管理非常重要的方面。因此，患者是否存在抑郁状态也是其自我管理良好与否的重要影响因素之一，而及早发现和治疗尘肺病患者的抑郁和焦虑情绪，是目前有效管理、治疗尘肺病和降低其死亡率的重要方面。

(三)社会支持通过多种路径对自我管理产生效应

本研究分析结果显示,社会支持与自我管理呈中度正相关,社会支持通过三重路径对尘肺病患者的自我管理产生影响。一是通过生活质量对自我管理产生间接影响,二是通过抑郁对自我管理产生间接影响,三是对自我管理直接造成影响。社会支持是一种相互交汇的网络系统,频繁的社会交往、乐观豁达的精神状态是获取社会支持资源的基础。由于尘肺病患者社会活动较少甚至严重受限,以及对生活缺乏自信,致使其社会支持的水准低于健康人群。尘肺病患者的生理机能与心理状况互为因果,因而心理症状程度直接影响到尘肺病患者的社会支持水平。有研究表明,尘肺病患者对社会支持不满意,家庭依从性增加,从而导致抑郁发生的可能性增大。

尘肺病患者常常承受着巨大的社会心理压力,如高额医药费用,生活方式的改变和社会角色的转变等,所有这一切都需要良好的社会支持,以帮助患者积极应对压力,提高治疗依从性,有效管理疾病。本研究显示,社会支持与自我管理呈现中度正相关,这与 Gallant 等的报道一致。国内也有研究表明,社会支持可以提高治疗效果和患者的生活质量,从而提高自我管理水平。因此,医护人员应该对患者家属进行教育,让其明白患者病情的好转更需要家庭和社会的支持,希望他们在给予实际物质帮助的同时,还要给予必要的情感支持。另外,要鼓励和引导患者主动利用各种社会支持,增加社会交往,提高生活质量,从而提高自我管理水平。

附录

附录一　尘肺病患者自我管理调查问卷

一、患者的一般情况

1. 您的姓名：________

2. 性别：

(1)男；(2)女

3. 民族：

(1)汉族；(2)其他民族

4. 年龄：________

5. 您的户口是城市还是农村的：

(1)城市；(2)农村

6. 您目前的从业状态：

(1)退休；(2)病休；(3)在职

7. 文化程度：

(1)小学及以下；(2)初中；(3)高中；(4)大专及以上

8. 您得的是那种尘肺病：

(1)煤工尘肺；(2)硅肺

9. 初次确诊日期：________年________月________日

10. 当时尘肺病期别：

(1)一期尘肺；(2)二期尘肺；(3)三期尘肺

11. 当时在单位的工种是：

(1)煤矿混合工；(2)掘进工；(3)采煤工；(4)选煤工；(5)开拓；(6)其他

12. 您接尘的工龄：________

13. 这些年是否晋期：

(1)是；(2)否

若是，什么时候晋的期：________年________月________日

晋期后尘肺的期别:(1)一期尘肺;(2)二期尘肺;(3)三期尘肺

14.呼吸困难:

(1)一级;(2)二级;(3)三级;(4)四级

15.您目前的症状:

(1)气短;(2)胸痛;(3)胸闷;(4)咳嗽、咳痰;(5)心悸;(6)失眠;(7)消化功能减退;(8)咯血;(9)其他

16.您目前的并发症:

(1)有;(2)无

若有,为:

(1)肺心病;(2)支气管炎;(3)支气管性哮喘;(4)肺气(5)高血压;(6)高血脂;(7)糖尿病;(8)心律失常;(9)风湿;(10)其他

17.您的活动能力:

(1)重体力活动受限;(2)中体力活动受限;(3)轻体力活动受限

18.您的医疗费用支付形式:

(1)全部报销;(2)部分报销;(3)全部自费

19.您每月的总收入水平:________元

20.经济负担:

(1)无;(2)轻;(3)中;(4)重

21.您的居住方式:

(1)独居;(2)与老伴居住在一块;(3)与子女一起;(4)全家人一起

22.生活自理程度:

(1)完全能;(2)基本能;(3)基本不能;(4)完全不能

23.家庭成员对您的支持程度:

(1)无;(2)极少;(3)一般;(4)全力

24.您与家庭成员之间的关系:

(1)好;(2)一般;(3)差

25.您感觉受重视的程度:

(1)不受重视;(2)一般;(3)比较受重视;(4)非常受重视

附录二　尘肺病患者的访谈提纲

1. 您能简短地描述一下您的尘肺病是什么时候被诊断的吗？

2. 医生是如何向您解析您的疾病的，有什么样的症状？

3. 当症状发生时，您是如何照顾您自己的？

4. 尘肺病对您的运动和日常活动有什么影响？

5. 尘肺病是如何影响您的生理状态和情绪的？

6. 尘肺病对您和您的家人及朋友的关系有什么影响？

7. 您的家人或朋友是如何帮您处理您的日常生活问题的？

8. 在日常生活中，您采用哪些方法来保证您的健康？

9. 您有信心采取措施来维护您的健康吗？

10. 在日常生活中，当您在处理疾病时，能告诉我其他的一些经验吗？

附录三 尘肺病患者自我管理水平测评调查表

这份问卷主要用来帮助我们了解你对自己管理自己的信心及如何管理自己，以便更有效地指导我们的工作，让更多的尘肺病友从中获益。本次调查资料完全保密，数据仅作为了解尘肺病友生活情况并改进我们工作的依据，不涉及任何医疗问题，请您如实填写。

自我管理量表条目	没有	很少	有时	经常	总是
1. 无气促时，自行进行呼吸训练	1	2	3	4	5
2. 有气促时，按照医嘱服用激素，吸入支气管舒张剂等药物	1	2	3	4	5
3. 气促较明显时，进行氧疗	1	2	3	4	5
4. 突然出现剧烈的咳嗽、咳痰、体温升高、胸痛、胸闷、呼吸困难、明显气促等，及时就医	1	2	3	4	5
5. 咳嗽咳痰时，使用有效的方法清除呼吸道痰液	1	2	3	4	5
6. 身体无浮肿，痰较多、较稠时多喝水	1	2	3	4	5
7. 关注药物的副作用、效果、剂量	1	2	3	4	5
8. 通过各种方式学习尘肺病相关知识	1	2	3	4	5
9. 与其他尘肺患者交流疾病相关知识	1	2	3	4	5
10. 严格执行戒烟的规定	1	2	3	4	5
11. 严格执行限酒的规定	1	2	3	4	5
12. 饮食时严格执行限盐的规定	1	2	3	4	5
13. 自觉遵医嘱，按时按量服药	1	2	3	4	5
14. 按照规定定期复查	1	2	3	4	5
15. 避免粉尘、烟雾和其他有害气体的吸入	1	2	3	4	5

续表

自我管理量表条目	没有	很少	有时	经常	总是
16. 避免过度劳累	1	2	3	4	5
17. 流感期间，避免去公共场所	1	2	3	4	5
18. 避免吃过冷、硬、油腻及辛辣刺激性食品	1	2	3	4	5
19. 饮食中增加新鲜蔬菜水果的摄入	1	2	3	4	5
20. 增加维生素 A 的摄入(如动物肝、肾、蛋黄)	1	2	3	4	5
21. 增加奶制品、瘦肉、豆制品和其他优质蛋白质的摄入	1	2	3	4	5
22. 根据身体状况，调节运动	1	2	3	4	5
23. 进行全身康复锻炼(如散步、踏车、太极拳等)	1	2	3	4	5
24. 根据天气变化，及时增减衣服，预防感冒	1	2	3	4	5
25. 天冷时使用保暖设施提高温度	1	2	3	4	5
26. 经常开窗通风，避免对着风吹	1	2	3	4	5
27. 培养良好睡眠习惯	1	2	3	4	5
28. 心情不好时，将注意力转移到其他想做的事情上	1	2	3	4	5
29. 有烦恼的事情向亲属或朋友倾诉，寻求帮助	1	2	3	4	5
30. 保持良好的情绪和乐观的精神状态	1	2	3	4	5
31. 从事自己喜欢的休闲娱乐	1	2	3	4	5
32. 控制自己不向别人发脾气	1	2	3	4	5
33. 当疾病加重时，您有多大信心可以找到解决的办法	1	2	3	4	5
34. 您有多大信心，可以按照医生要求去做	1	2	3	4	5
35. 您有多大信心，疾病带来的不适不影响您想做的事情	1	2	3	4	5
36. 您有多大信心，进行有效的相关锻炼	1	2	3	4	5
37. 您有多大信心，可以合理安排饮食	1	2	3	4	5
38. 您有多大信心，可以杜绝不良嗜好	1	2	3	4	5
39. 您有多大信心，在日常生活中照顾好自己，预防并发症	1	2	3	4	5
40. 您有多大信心，疾病带来的情绪压力不影响您的日常活动	1	2	3	4	5
41. 您有多大信心，可以做不同的事情和活动调节情绪	1	2	3	4	5
42. 您有多大信心，可以乐观地看待尘肺病	1	2	3	4	5

附录四　尘肺病患者抑郁状态、社会支持和生存质量评定量表

尘肺病患者抑郁状态自评量表

编号________

根据您最近一星期的实际情况在适当选项处划"√"

条目	偶尔	有时	经常	持续
1. 我感到情绪沮丧、郁闷				
2. 我感到早晨心情最好				
3. 我要哭或想哭				
4. 我夜间睡眠不好				
5. 我吃饭像平时一样多				
6. 我的性功能正常				
7. 我感到体重减轻				
8. 我为便秘烦恼				
9. 我的心跳比平时快				
10. 我无故感到疲劳				
11. 我的头像往常一样清楚				
12. 我做事情像平时一样不感到困难				
13. 我坐卧不安，难以保持平静				
14. 我对未来感到有希望				
15. 我比平时更容易激怒				
16. 我觉得决定什么事很容易				
17. 我感到自己是有用的和不可或缺的人				
18. 我的生活很有意义				
19. 假若我死了别人会过得更好				
20. 我仍旧喜欢自己平时喜爱的东西				

尘肺病患者社会支持评定量表

编号________

下面的问题用于了解您在社会中所获得的支持，请按各个问题的具体要求，根据您的实际情况填写，谢谢您的合作。

1. 您有多少关系密切、可以得到支持和帮助的朋友（只选一项）：

（1）一个也没有　（2）1～2 个　（3）3～5 个　（4）6 个或 6 个以上

2. 近一年来您（只选一项）：

（1）远离家人，且独居一室

（2）住处经常变动，多数时间和陌生人住在一起

（3）和同事或朋友住在一起

（4）和家人住在一起

3. 您与邻居（只选一项）：

（1）相互之间从不关心，只是点头之交

（2）遇到困难可能稍微关心

（3）有些邻居都很关心您

（4）大多数邻居都很关心您

4. 您与朋友或同事（只选一项）：

（1）相互之间从不关心，只是点头之交

（2）遇到困难可能稍微关心

（3）有些朋友或同事关心您

（4）大多数朋友或同事都很关心您

5. 从家庭成员得到的支持和照顾（在合适的框内划“√”）：

家庭成员	无	极少	一般	全力支持
夫妻（恋人）				
父母				
儿女				
兄弟姐妹				
其他成员				

6. 过去，在您遇到急难情况时，曾得到的经济支持和解决实际问题的帮助的来源有：

(1)无任何来源

(2)下列来源(可选多项)：

A. 配偶　B. 其他家人　C. 朋友　D. 亲戚　E. 同事

F. 工作单位　G. 党、工会等官方或半官方组织

H. 宗教、社会团体等非官方组织

其他(请列出)________

7. 过去，在您遇到急难情况时，曾经得到的安慰和关心的来源有：

(1)无任何来源

(2)下列来源(可选多项)：

A. 配偶　B. 其他家人　C. 朋友　D. 亲戚　E. 同事

F. 工作单位　G. 党、工会等官方或半官方组织

H. 宗教、社会团体等非官方组织

其他(请列出)________

8. 您遇到烦恼时的倾诉方式(只选一项)：

(1)从不向任何人诉述

(2)只向关系极为密切的1～2人诉述

(3)如果朋友主动询问您会说出来

(4)主动诉说自己的烦恼，以获得支持和理解

9. 您遇到烦恼时的求助方式(只选一项)：

(1)只靠自己，不接受别人帮助

(2)很少请求别人帮助

(3)有时请求别人帮助

(4)有困难时经常向家人、亲友、组织求援

10. 对于团体(党组织、宗教组织、工会等)组织活动，您(只选一项)：

(1)从不参加　(2)偶尔参加

(3)经常参加　(4)主动参加并积极活动

尘肺病患者生存质量评分表

编号________

这份问卷是用来帮助我们更进一步了解你的呼吸问题正在如何困扰你以及它是如何影响你的生活。我们通过它发现疾病在哪一方面对你的影响最大，但这不是医生或护士所认为的那些问题。请仔细阅读下列指导性语句，若有不

明白之处请提问，不要花费太长的时间来决定你的答案。本问卷针对你过去三个月内的情况。

一、日常生活能力(13项)

1. 穿衣、洗脸、刷牙、梳头、剃须等：
(1)无气急，能独立完成　(2)稍气急，尚能独立完成
(3)较气急，需别人帮助完成　(4)明显气急，完全依靠别人帮助完成

2. 排便：
(1)无气急，能独自上厕　(2)稍气急，尚能独立完成
(3)较气急，需别人扶持完成　(4)明显气急，需用便盆

3. 食欲：
(1)食欲好，吃饭香　(2)食欲尚可　(3)食欲较差　(4)不想饮食

4. 洗澡：
(1)能独自洗澡
(2)独自洗澡感觉气急
(3)因气急在家洗澡需别人帮助完成
(4)因气急完全需别人帮助完成

5. 理发
(1)能独自外出理发　(2)因气急，需别人扶持外出理发
(3)因气急，只能在家理发　(4)因气急，只能在床上理发

6. 室外散步：
(1)无气急，能独自步行两站路程以上
(2)稍气急，能独自步行1～2站路程
(3)较气急，能独自步行1站以下路程
(4)明显气急，不能外出散步

7. 乘公共汽车：
(1)无气急，能独自乘车　(2)稍气急，尚能独自乘车
(3)较气急，需别人扶持乘车　(4)明显气急，不能乘车

8. 提拎物品：
(1)无气急，能拎10 kg以上物品行走
(2)稍气急，能拎5～10 kg物品行走
(3)较气急，能拎2～5 kg物品行走
(4)明显气急，几乎不能拎物品行走

9. 烧饭菜、整理房间、洗衣、扫地、抹桌、洗碗等：
(1)无气急　(2)稍气急　(3)较气急，较少做　(4)明显气急，不能参与

10.服药：
(1)能自觉遵医嘱服药　　(2)偶需别人提醒服药
(3)经常需别人提醒服药　　(4)经别人提醒后仍经常漏服或拒绝服药
11.上楼：
(1)不停顿上 3 楼以上　　(2)不停顿能上 2～3 楼
(3)上 2 楼需停顿　　(4)明显气急，不能独自上楼
12.睡眠：
(1)睡眠好　　(2)因咳嗽气急，睡眠较差　　(3)因咳嗽气急，睡眠很差
(4)因咳嗽气急显著，整夜不能入睡或者不能平卧
13.娱乐(看书报、看电视、听广播、下棋、打牌等)：
(1)经常(每天 1 小时以上，每周 4 天以上)
(2)有时(每天半小时，每周 3 天以上)
(3)很少(每天 10～20 分钟，每周 2～3 天)
(4)没有

二、社会活动情况(共 7 项)

1.乐于帮助别人：
(1)经常(每月 4 次以上)　　(2)多次(每月 2～3 次)
(3)很少(每月 1 次)　　(4)没有
2.与邻居、同事、亲友等交往：
(1)经常(每月 4 次以上)　　(2)多次(每月 2～3 次)
(3)很少(每月 1 次)　　(4)没有
3.友情：
(1)喜交朋友，并保持密切联系2)有朋友，保持一般联系
(3)很少与朋友联系　　(4)没有朋友联系
4.社会活动(里弄活动、公益活动、社会兼职等)：
(1)凡有活动均参加　　(2)经常参加　　(3)偶尔参加　　(4)不参加
5.父母职能履行：
(1)非常关心家庭、子女和下一代　　(2)尚关心
(3)不太关心　　(4)毫不关心
6.夫妻关系：
(1)夫妻间相互关心支持　　(2)尚能互相支持交流
(3)互相支持交流不多　　(4)互不理睬，感情濒于破裂
7.对新闻时事的兴趣和关心：
(1)非常关心，并经常议论　　(2)关心　　(3)稍关心　　(4)不关心

三、抑郁心理症状(共 8 项)

1. 因病而闷闷不乐：
(1)没有　(2)很少(每周 1 次)
(3)较多(每周 2～3 次)　(4)常有(每周 4 次以上)
2. 做事思想不集中：
(1)经常(每月 4 次以上)　(2)多次(每月 2～3 次)
(3)很少(每月 1 次)　(4)没有
3. 对原来感兴趣的事情现在不感兴趣：
(1)经常(每月 4 次以上)　(2)多次(每月 2～3 次)
(3)很少(每月 1 次)　(4)没有
4. 责备自己：
(1)经常(每月 4 次以上)　(2)多次(每月 2—3 次)
(3)很少(每月 1 次)　(4)没有
5. 感到自己没有价值：
(1)经常(每月 4 次以上)　(2)多次(每月 2—3 次)
(3)很少(每月 1 次)　(4)没有
6. 感到生活快乐满意：
(1)非常满意　(2)满意　(3)尚满意　(4)不满意
7. 对治疗疾病的信心：
(1)充满信心　(2)有信心　(3)信心不足　(4)毫无信心
8. 感到孤独：
(1)没有　(2)很少　(3)较多　(4)常有

四、焦虑心理症状(共 7 项)

1. 感到容易疲劳：
(1)没有　(2)很少　(3)较多　(4)常有
2. 感到一阵阵心慌：
(1)没有　(2)很少　(3)较多　(4)常有
3. 脸一阵阵发红、发热：
(1)没有　(2)很少　(3)较多　(4)常有
4. 感到手脚一阵阵发麻或发抖：
(1)没有　(2)很少　(3)较多　(4)常有
5. 无缘无故发脾气：
(1)没有　(2)很少　(3)较多　(4)常有

6.感到害怕：

(1)没有　(2)很少　(3)较多　(4)常有

7.做噩梦：

(1)没有　(2)很少　(3)较多　(4)常有

附录五　尘肺病患者自我管理测评量表的检验

一、量表的信度评价

信度主要用于评价量表的稳定性和一致性。本研究用三种常用方法检测量表的信度，分别为内部一致性信度、分半信度和重测信度。

（一）内部一致性信度检测

内部一致性信度用于检验量表间条目的一致性。总量表的克朗巴赫 α 系数为 0.872，7 个因子的克朗巴赫 α 系数在 0.703～0.804 之间。详见表 1。

（二）分半信度检测

各因子分半信度在 0.801～0.852 之间，总量表分半信度为 0.911。详见表 1。

表 1　　量表及各维度信度检验结果

项目	克朗巴赫 α 系数	分半信度
症状管理维度	0.704	0.818
疾病知识管理维度	0.703	0.829
不良嗜好管理维度	0.734	0.852
依从性管理	0.713	0.824
日常生活管理维度	0.804	0.848
情绪管理维度	0.722	0.801
自我管理效能维度	0.793	0.812
量表总分	0.872	0.911

（三）重测信度

在完成第一次测试后 14 天，调查组对 40 位尘肺患者再次进行测量，计算各维度与总量表的重测信度系数，各维度前后两次得分的重测信度系数为

0.726～0.923。总量表的重测信度为0.931，均具有统计学意义（$P<001$），表明量表测量结果具有较好的跨时间稳定性。详见表2。

表2　　量表及各维度重测信度检验结果

项目	重测信度	P值
症状管理维度	0.798	<0.01
疾病知识管理维度	0.897	<0.01
不良嗜好管理维度	0.923	<0.01
依从性管理	0.814	<0.01
日常生活管理维度	0.811	<0.01
情绪管理维度	0.833	<0.01
自我管理效能维度	0.726	<0.01
量表总分	0.931	<0.01

二、效度检验结果

（一）结构效度检验

1. 因子分析的适宜性检验

采用主成分法提取共同的因子，对42个条目进行探索性因子分析，从而探索量表间潜在的结构。在运用探索性因子分析前，首先对因子分析的适宜性做KMO与Bartlett's球形检验。*KMO*值越接近于1，表示变量间共同因素越多，变量间相关系数越低，越适合做因子分析。一般认为，$KMO>0.9$，做因子分析效果最理想；$0.8<KMO<0.9$，适合做因子分析；$0.7<KMO<0.8$，一般适合做因子分析；$0.6<KMO<0.7$，不太适合做因子分析；$KMO<0.5$，不宜做因子分析。本问卷*KMO*检验值为0.864，Bartlett检验有统计学意义，说明该组适合做因子分析。详见表3。

表3　　因子分析的适宜性检测结果

KMO	取适当的值	0.864
Bartlett球形检验	近似χ^2检验	8468.215
	自由度	861
	显著性	0.000

2. 第一次因子分析结果

共同性检验结果显示，42个条目的共同度均高于0.20，因此因子载荷量均高于 0.45,表示各条目与共同因子间的关系较密切。详见表 4。

表 4　　第一次因子分析共同性检验结果

条目	共同度	条目	共同度
A_1	0.909	E_4	0.647
A_2	0.831	E_5	0.418
A_3	0.846	E_6	0.793
A_4	0.712	E_7	0.333
A_5	0.799	E_8	0.388
A_6	0.727	E_9	0.410
B_1	0.836	F_1	0.368
B_2	0.602	F_2	0.499
B_3	0.529	F_3	0.810
C_1	0.684	F_4	0.560
C_2	0.555	F_5	0.519
C_3	0.530	G_1	0.797
D_1	0.558	G_2	0.782
D_2	0.753	G_3	0.744
D_3	0.517	G_4	0.659
D_4	0.485	G_5	0.723
D_5	0.527	G_6	0.671
D_6	0.478	G_7	0.381
E_1	0.602	G_8	0.512
E_2	0.339	G_9	0.405
E_3	0.508	G_{10}	0.380

对 42 个条目采用主成分分析提取共同因子,条目间的相关系数大部分处于 0.5 左右,表明因子间的方差重叠 10%以上,宜采用斜交转轴进行因子分析。该法允许因子间相关,用于大型数据的处理,正交转轴不能限制因子间彼此有相关存在的可能性。所以,本研究应用斜交转轴法加以旋转,在没有限定因子个数的条件下进行因子提取,获取 11 个特征值大于 1 的因子,解释了 59.828%的变异(见表 5)。同时,进行碎石检验,曲线开始变平前的一点认为是提取的最大因子个数。从图 1 中可以看出,从第 7 个因子后坡度趋于平坦。这和最初的

理论构想一致，提取 7 个因子进行主成分分析，累计方差贡献率为 49.396%，每个因子的最大载荷量均不小于 0.4，且每个因子都至少包含 3 个条目（见表 6）。

表 5　　第一次因子分析抽取特征值大于 1 的因子解释总变异量

成分	初始特征值			转轴平方和负荷量		
	特征值	载荷量	累计载荷量	特征值	载荷量	累计载荷量
1	8.313	19.792	19.792	5.418	12.900	12.900
2	3.691	8.787	28.579	4.500	10.713	23.613
3	2.688	6.399	34.978	2.046	4.871	28.485
4	1.889	4.498	39.476	1.928	4.590	33.075
5	1.521	3.621	43.097	1.716	4.086	37.161
6	1.345	3.202	46.299	1.713	4.078	41.239
7	1.301	3.097	49.396	1.660	3.952	45.191
8	1.149	2.737	52.133	1.659	3.950	49.142
9	1.123	2.674	54.806	1.618	3.852	52.994
10	1.091	2.597	57.404	1.618	3.852	56.846
11	1.018	2.424	59.828	1.252	2.982	59.828

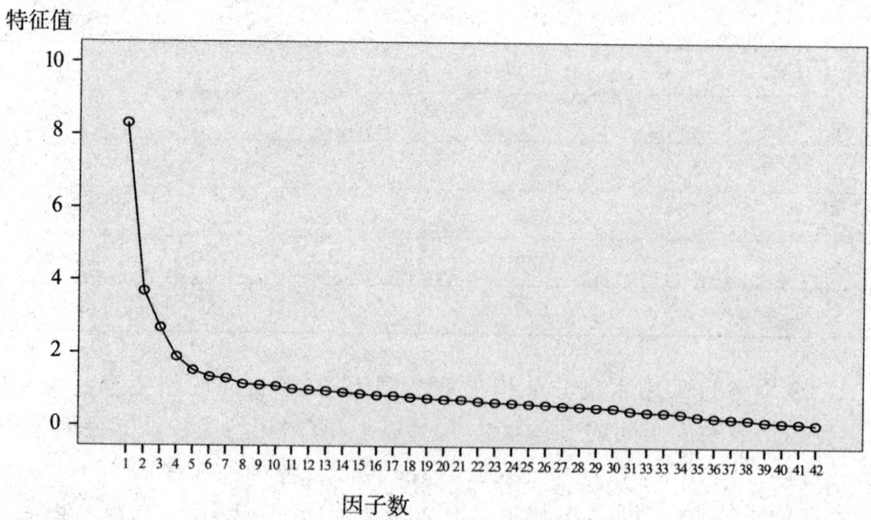

图 1　第一次碎石检验

表 6　　　　第一次因子分析旋转后的结构矩阵

条目	主成分										
	1	2	3	4	5	6	7	8	9	10	11
A_1	0.948	0.071	0.022	−0.009	0.050	−0.033	0.002	0.001	0.028	0.007	−0.035
A_2	0.894	0.131	0.067	0.054	0.031	0.042	0.012	0.050	0.045	0.017	0.026
A_3	0.902	0.085	0.094	0.021	0.027	0.005	0.079	0.011	0.042	0.073	−0.020
A_4	0.800	0.088	0.116	0.086	0.116	0.136	−0.001	0.013	0.091	0.053	0.031
A_5	0.884	0.072	−0.037	−0.031	0.032	−0.055	0.018	0.058	0.045	0.007	0.010
A_6	0.833	0.055	0.075	0.042	0.018	0.034	0.088	0.033	0.062	0.094	−0.012
B_1	0.139	0.125	0.208	0.840	0.061	0.096	0.101	0.078	0.149	0.002	0.027
B_2	0.186	0.165	0.229	−0.187	0.197	−0.064	0.066	0.083	0.071	0.617	0.113
B_3	0.097	0.081	−0.028	0.125	0.022	0.645	0.133	0.058	0.069	−0.227	−0.052
C_1	0.019	−0.008	−0.013	−0.004	−0.013	−0.011	0.071	0.083	−0.009	0.127	0.810
C_2	0.136	−0.010	0.108	0.040	−0.261	0.604	0.065	0.039	0.056	0.182	−0.222
C_3	−0.251	0.054	−0.023	−0.010	0.179	0.547	0.149	−0.050	0.002	0.054	0.323
D_1	0.044	0.002	0.170	−0.017	0.239	0.573	−0.312	−0.050	0.004	0.192	0.068
D_2	0.140	0.102	0.146	0.088	0.095	0.055	0.246	0.783	0.057	0.047	0.058
D_3	0.142	0.075	0.267	0.085	0.626	−0.005	0.011	0.101	0.025	0.042	0.085
D_4	0.135	0.083	0.437	−0.143	0.159	0.070	0.352	0.066	0.276	−0.079	−0.092
D_5	0.077	0.153	0.083	−0.022	0.673	0.042	0.127	0.076	0.042	0.109	−0.001
D_6	0.390	0.105	0.493	0.116	−0.158	0.009	0.129	0.045	0.052	0.105	0.030
E_1	0.074	0.086	−0.317	0.147	0.432	0.113	0.256	0.046	0.230	0.356	−0.144
E_2	0.281	0.036	0.433	0.093	0.156	−0.053	0.074	0.037	0.142	0.039	0.189
E_3	0.128	0.188	0.146	0.074	0.098	0.027	0.564	0.012	0.177	−0.022	0.263
E_4	0.174	0.093	0.078	0.045	−0.033	0.121	−0.237	−0.033	0.672	0.214	0.173
E_5	0.173	0.036	0.245	0.045	0.081	0.102	0.415	0.189	0.003	0.280	−0.188
E_6	0.071	0.127	0.059	0.068	0.151	−0.017	−0.039	0.847	0.068	0.121	0.040
E_7	0.160	0.074	0.083	−0.191	0.070	0.063	0.401	0.230	0.155	0.169	−0.100
E_8	0.087	0.125	0.495	0.161	0.045	0.086	0.059	0.016	0.157	0.235	0.019
E_9	0.039	0.091	0.578	0.172	0.156	0.032	0.007	0.017	−0.005	0.090	−0.047
F_1	0.119	0.147	0.062	0.225	0.083	0.161	0.284	0.035	0.135	0.406	−0.095
F_2	0.152	0.072	0.407	−0.358	0.319	−0.008	0.113	0.210	0.133	0.006	0.014
F_3	0.123	0.127	0.153	0.851	0.045	0.050	0.084	0.090	0.101	0.012	−0.005
F_4	0.161	0.132	0.208	0.103	0.041	0.065	0.042	0.091	0.034	0.641	0.188

续表

条目	主成分										
	1	2	3	4	5	6	7	8	9	10	11
F_5	0.071	0.043	0.110	0.098	0.054	0.042	0.679	0.069	−0.089	0.099	0.048
G_1	0.030	0.889	−0.021	0.017	0.026	0.002	−0.004	−0.002	0.066	−0.001	−0.012
G_2	0.091	0.857	0.133	0.072	0.097	0.051	0.010	0.030	0.011	0.017	0.051
G_3	0.063	0.853	0.038	−0.009	−0.008	0.005	0.031	0.002	−0.027	0.093	0.030
G_4	0.143	0.765	0.008	0.039	0.153	0.014	0.036	0.090	0.124	−0.047	−0.044
G_5	0.100	0.828	0.081	0.102	0.069	0.004	0.058	0.009	0.023	0.043	−0.013
G_6	0.109	0.769	0.086	−0.021	−0.064	0.051	0.084	0.089	0.144	0.133	−0.006
G_7	0.136	0.087	0.048	0.014	0.231	0.236	−0.030	0.168	0.411	0.050	−0.243
G_8	0.175	0.184	0.128	0.096	−0.027	−0.031	0.085	0.083	0.625	0.103	−0.069
G_9	0.059	0.103	0.082	0.088	0.204	0.033	0.188	0.040	0.535	−0.106	−0.004
G_{10}	0.191	0.128	0.403	−0.103	−0.002	0.150	0.101	0.235	−0.020	−0.271	0.161

3. 第二次因子分析结果

根据上述分析，限定主成分数目为 7 进行第二次因子分析，提取的 7 个主成分能解释 49.396%的变异(详见表 7 和图 2)。其中，第一主成分包含 $A_1 \sim A_6$ 几个条目，可以被命名为“症状管理”；第二主成分包含 $B_1 \sim B_3$ 几个条目，可以被命名为“疾病知识管理”；第三主成分包含 $C_1 \sim C_3$ 几个条目，可以被命名为“不良嗜好管理”；第四主成分包含 $D_1 \sim D_6$ 几个条目，可以被命名为“依从性管理”；第五主成分包含 $E_1 \sim E_6$ 几个条目，可以被命名为“日常生活管理”；第六主成分包含 $F_1 \sim F_5$ 几个条目，可以被命名为“情绪管理”；第七主成分包含 $G_1 \sim G_{10}$ 几个条目，可以被命名为“自我管理效能”(详见表 8)。

表 7　　第二次因子分析抽取特征值大于 1 的因子解释总变异量

成分	初始特征值			转轴平方和负荷量		
	特征值	载荷量	累计载荷量	特征值	载荷量	累计载荷量
1	8.313	19.792	19.792	5.126	12.205	12.205
2	3.691	8.787	28.579	4.314	10.272	22.477
3	2.688	6.399	34.978	3.994	9.509	31.986
4	1.889	4.498	39.476	2.008	4.781	36.767
5	1.521	3.621	43.097	1.892	4.506	41.272
6	1.345	3.202	46.299	1.738	4.138	45.410
7	1.301	3.097	49.396	1.674	3.986	49.396

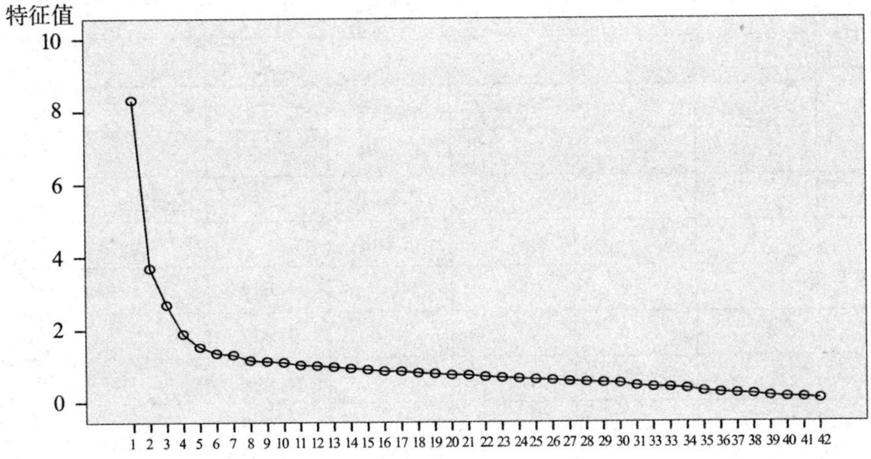

图 2　第二次碎石检验

表 8　　　　第二次因子分析旋转后的结构矩阵

条目	主成分						
	1	2	3	4	5	6	7
A_1	0.837						
A_2	0.776						
A_3	0.688						
A_4	0.679						
A_5	0.668						
A_6	0.716						
B_1		0.573					
B_2		0.624					
B_3		0.731					
C_1			0.655				
C_2			0.489				
C_3			0.564				
D_1				0.644			
D_2				0.569			

续表

条目	主成分						
	1	2	3	4	5	6	7
D_3				0.713			
D_4				0.538			
D_5				0.614			
D_6				0.702			
E_1					0.611		
E_2					0.537		
E_3					0.708		
E_4					0.638		
E_5					0.589		
E_6					0.673		
E_7					0.644		
E_8					0.682		
E_9					0.578		
F_1						0.625	
F_2						0.701	
F_3						0.589	
F_4						0.644	
F_5						0.639	
G_1							0.633
G_2							0.709
G_3							0.622
G_4							0.652
G_5							0.613
G_6							0.583
G_7							0.647
G_8							0.573
G_9							0.690
G_{10}							0.518

4. 相关分析结果

各因子间及因子与总量表的相关性分析结果显示，各因子间 Pearson 相关系数为 0.304～0.677，表示中低度相关；各因子与总分的相关系数为 0.654～0.821，均具有统计学意义（$P<0.01$），为中高度相关。表明各因子与总体概念一致，7 个因子既方向一致，又有所差异，因而不可互相替代，详见表 9。

表 9　　量表各因子与总分的相关矩阵

项目	症状管理	疾病知识管理	不良嗜好管理	依从性管理	日常生活管理	情绪管理	自我管理效能	量表总分
症状管理	1							
疾病知识管理	0.309	1						
不良嗜好管理	0.389	0.333	1					
依从性管理	0.379	0.471	0.316	1				
日常生活管理	0.386	0.539	0.304	0.632	1			
情绪管理	0.324	0.548	0.330	0.531	0.677	1		
自我管理效能	0.397	0.389	0.389	0.411	0.462	0.405	1	
量表总分	0.654	0.657	0.677	0.751	0.821	0.722	0.734	1

（二）效标关联效度

1. 尘肺患者自我管理量表与慢性病自我效能量表的相关性

对慢性病自我效能量表与尘肺患者自我管理量表做 Pearson 相关分析，各因子相关系数在 0.254～0.696 之间。其中，自我管理效能因子显著相关，相关系数为 0.696；总分之间的相关系数为 0.556，呈现高相关性，且均具有统计学意义（$P<0.05$）。详见表 10。

表 10　　尘肺患者自我管理量表与慢性病自我效能量表的相关性

项目	相关系数	P 值
症状管理维度	0.445	<0.05
疾病知识管理维度	0.254	<0.05
不良嗜好管理维度	0.517	<0.05
依从性管理	0.462	<0.05
日常生活管理维度	0.478	<0.05
情绪管理维度	0.528	<0.05
自我管理效能维度	0.696	<0.05
量表总分	0.556	<0.05

2.慢性病自我管理行为量表与尘肺患者自我管理量表的相关性

慢性病自我管理行为量表与尘肺患者自我管理量表各因子总分的相关系数在0.362～0.622之间，自我管理行为总分与量表的总分相关系数为0.641，均具有统计学意义（$P<0.05$），详见表11。

表11　慢性病自我管理行为量表与尘肺患者自我管理量表的相关性

项目	运动锻炼	认知性症状管理实践	与医生沟通	量表总分
症状管理维度	0.362	0.423	0.512	0.489
疾病知识管理维度	0.397	0.476	0.601	0.521
不良嗜好管理维度	0.423	0.392	0.437	0.556
依从性管理	0.501	0.437	0.449	0.534
日常生活管理维度	0.445	0.501	0.456	0.537
情绪管理维度	0.428	0.544	0.398	0.543
自我管理效能维度	0.528	0.576	0.448	0.589
量表总分	0.576	0.572	0.507	0.641

五、量表的可接受性

可行性分析主要考察量表是否容易被人接受和调查对象完成量表的质量问题，常用量表的接受率、完成时间及完成率来衡量。本研究发放问卷500份，回收480份，回收率为96.0%，可见量表的接受率较好。完成率为调查对象完成量表的比例，通常要求大于85%。本研究所有问卷是调查者以面对面的形式调查的，医生给予支持，患者配合度较高，完成率为100%。一般调查对象完成问卷的时间控制在20分钟以内较易被人接受，本次尘肺患者完成量表的平均时间为18分钟，量表的可接受性较好。

附录六　中华人民共和国尘肺病防治条例

（1987年12月3日，国发〔1987〕105号）

目　录

第一章　总　则

第一条　为保护职工健康，消除粉尘危害，防止发生尘肺病，促进生产发展，制定本条例。

第二条　本条例适用于所有有粉尘作业的企业、事业单位。

第三条　尘肺病系指在生产活动中吸入粉尘而发生的肺组织纤维化为主的疾病。

第四条　地方各级人民政府要加强对尘肺病防治工作的领导。在制定本地区国民经济和社会发展计划时，要统筹安排尘肺病防治工作。

第五条　企业、事业单位的主管部门应当根据国家卫生等有关标准，结合实际情况，制定所属企业的尘肺病防治规划，并督促其施行。

乡镇企业主管部门，必须指定专人负责乡镇企业尘肺病的防治工作，建立监督检查制度，并指导乡镇企业对尘肺病的防治工作。

第六条　企业、事业单位的负责人，对本单位的尘肺病防治工作负有直接责任，应采取有效措施使本单位的粉尘作业场所达到国家卫生标准。

第二章　防尘

第七条　凡有粉尘作业的企业、事业单位应采取综合防尘措施和无尘或低尘的新技术、新工艺、新设备，使作业场所的粉尘浓度不超过国家卫生标准。

第八条　尘肺病诊断标准由卫生行政部门制定，粉尘浓度卫生标准由卫生行政部门会同劳动等有关部门联合制定。

第九条　防尘设施的鉴定和定型制度，由劳动部门会同卫生行政部门制定。任何企业、事业单位除特殊情况外，未经上级主管部门批准，不得停止运行或者拆除防尘设施。

第十条　防尘经费应当纳入基本建设和技术改造经费计划，专款专用，不得挪用。

第十一条　严禁任何企业、事业单位将粉尘作业转嫁、外包或以联营的形式给没有防尘设施的乡镇、街道企业或个体工商户。

中、小学校各类校办的实习工厂或车间，禁止从事有粉尘的作业。

第十二条　职工使用的防止粉尘危害的防护用品，必须符合国家的有关标准。企业、事业单位应当建立严格的管理制度，并教育职工按规定和要求使用。

对初次从事粉尘作业的职工，由其所在单位进行防尘知识教育和考核，考试合格后方可从事粉尘作业。

不满十八周岁的未成年人，禁止从事粉尘作业。

第十三条　新建、改建、扩建、续建有粉尘作业的工程项目，防尘设施必须与主体工程同时设计、同时施工、同时投产。设计任务书，必须经当地卫生行政部门、劳动部门和工会组织审查同意后，方可施工。竣工验收，应由当地卫生行政部门、劳动部门和工会组织参加，凡不符合要求的，不得投产。

第十四条　作业场所的粉尘浓度超过国家卫生标准，又未积极治理，严重影响职工安全健康时，职工有权拒绝操作。

第三章　监督和监测

第十五条　卫生行政部门、劳动部门和工会组织分工协作，互相配合，对企业、事业单位的尘肺病防治工作进行监督。

第十六条　卫生行政部门负责卫生标准的监测；劳动部门负责劳动卫生工程技术标准的监测。

工会组织负责组织职工群众对本单位的尘肺病防治工作进行监督，并教育职工遵守操作规程与防尘制度。

第十七条　凡有粉尘作业的企业、事业单位，必须定期测定作业场所的粉尘浓度。测尘结果必须向主管部门和当地卫生行政部门、劳动部门和工会组织报告，并定期向职工公布。

从事粉尘作业的单位必须建立测尘资料档案。

第十八条　卫生行政部门和劳动部门，要对从事粉尘作业的企业、事业单位的测尘机构加强业务指导，并对测尘人员加强业务指导和技术培训。

第四章　健康管理

第十九条　各企业、事业单位对新从事粉尘作业的职工，必须进行健康检查。对在职和离职的从事粉尘作业的职工，必须定期进行健康检查。检查的内容、期限和尘肺病诊断标准，按卫生行政部门有关职业病管理的规定执行。

第二十条　各企业、事业单位必须贯彻执行职业病报告制度，按期向当地卫生行政部门、劳动部门、工会组织和本单位的主管部门报告职工尘肺病发生和死亡情况。

第二十一条　各企业、事业单位对已确诊为尘肺病的职工，必须调离粉尘作业岗位，并给予治疗或疗养。尘肺病患者的社会保险待遇，按国家有关规定办理。

第五章　奖励和处罚

第二十二条　对在尘肺病防治工作中做出显著成绩的单位和个人，由其上级主管部门给予奖励。

第二十三条　凡违反本条例规定，有下列行为之一的，卫生行政部门和劳动部门，可视其情节轻重，给予警告、限期治理、罚款和停业整顿的处罚。但停业整顿的处罚，需经当地人民政府同意。

（一）作业场所粉尘浓度超过国家卫生标准，逾期不采取措施的；

（二）任意拆除防尘设施，致使粉尘危害严重的；

（三）挪用防尘措施经费的；

（四）工程设计和竣工验收未经卫生行政部门、劳动部门和工会组织审查同意，擅自施工、投产的；

（五）将粉尘作业转嫁、外包或以联营的形式给没有防尘设施的乡镇、街道企业或个体工商户的；

（六）不执行健康检查制度和测尘制度的；

（七）强令尘肺病患者继续从事粉尘作业的；

(八)假报测尘结果或尘肺病诊断结果的;

(九)安排未成年人从事粉尘作业的。

第二十四条　当事人对处罚不服的,可在接到处罚通知之日起十五日内,向作出处理的部门的上级机关申请复议。但是,对停业整顿的决定应当立即执行。上级机关应当在接到申请之日起三十日内作出答复。对答复不服的,可以在接到答复之日起十五日内,向人民法院起诉。

第二十五条　企业、事业单位负责人和监督、监测人员玩忽职守,致使公共财产、国家和人民利益遭受损失,情节轻微的,由其主管部门给予行政处分;造成重大损失,构成犯罪的,由司法机关依法追究直接责任人员的刑事责任。

第六章　附　则

第二十六条　本条例由国务院卫生行政部门和劳动部门联合进行解释。

第二十七条　各省、自治区、直辖市人民政府应当结合当地实际情况,制定本条例的实施办法。

第二十八条　本条例自发布之日起施行。

附录七　中华人民共和国职业病防治法（2016年修订）

根据2011年12月31日第十一届全国人民代表大会常务委员会第二十四次会议《关于修改〈中华人民共和国职业病防治法〉的决定》第一次修正；根据2016年7月2日第十二届全国人民代表大会常务委员会第二十一次会议《关于修改〈中华人民共和国节约能源法〉等六部法律的决定》第二次修正。

第一章　总　则

第一条　为了预防、控制和消除职业病危害，防治职业病，保护劳动者健康及其相关权益，促进经济社会发展，根据宪法，制定本法。

第二条　本法适用于中华人民共和国领域内的职业病防治活动。

本法所称职业病，是指企业、事业单位和个体经济组织等用人单位的劳动者在职业活动中，因接触粉尘、放射性物质和其他有毒、有害因素而引起的疾病。

职业病的分类和目录由国务院卫生行政部门会同国务院安全生产监督管理部门、劳动保障行政部门制定、调整并公布。

第三条　职业病防治工作坚持预防为主、防治结合的方针，建立用人单位负责、行政机关监管、行业自律、职工参与和社会监督的机制，实行分类管理、综合治理。

第四条　劳动者依法享有职业卫生保护的权利。

用人单位应当为劳动者创造符合国家职业卫生标准和卫生要求的工作环境和条件，并采取措施保障劳动者获得职业卫生保护。

工会组织依法对职业病防治工作进行监督，维护劳动者的合法权益。用人单位制定或者修改有关职业病防治的规章制度，应当听取工会组织的意见。

第五条　用人单位应当建立、健全职业病防治责任制，加强对职业病防治的管理，提高职业病防治水平，对本单位产生的职业病危害承担责任。

第六条　用人单位的主要负责人对本单位的职业病防治工作全面负责。

第七条　用人单位必须依法参加工伤保险。

国务院和县级以上地方人民政府劳动保障行政部门应当加强对工伤保险的监督管理，确保劳动者依法享受工伤保险待遇。

第八条　国家鼓励和支持研制、开发、推广、应用有利于职业病防治和保护劳动者健康的新技术、新工艺、新设备、新材料，加强对职业病的机理和发生规律的基础研究，提高职业病防治科学技术水平；积极采用有效的职业病防治技术、工艺、设备、材料；限制使用或者淘汰职业病危害严重的技术、工艺、设备、材料。

国家鼓励和支持职业病医疗康复机构的建设。

第九条　国家实行职业卫生监督制度。

国务院安全生产监督管理部门、卫生行政部门、劳动保障行政部门依照本法和国务院确定的职责，负责全国职业病防治的监督管理工作。国务院有关部门在各自的职责范围内负责职业病防治的有关监督管理工作。

县级以上地方人民政府安全生产监督管理部门、卫生行政部门、劳动保障行政部门依据各自职责，负责本行政区域内职业病防治的监督管理工作。县级以上地方人民政府有关部门在各自的职责范围内负责职业病防治的有关监督管理工作。

县级以上人民政府安全生产监督管理部门、卫生行政部门、劳动保障行政部门（以下统称职业卫生监督管理部门）应当加强沟通，密切配合，按照各自职责分工，依法行使职权，承担责任。

第十条　国务院和县级以上地方人民政府应当制定职业病防治规划，将其纳入国民经济和社会发展计划，并组织实施。

县级以上地方人民政府统一负责、领导、组织、协调本行政区域的职业病防治工作，建立健全职业病防治工作体制、机制，统一领导、指挥职业卫生突发事件应对工作；加强职业病防治能力建设和服务体系建设，完善、落实职业病防治工作责任制。

乡、民族乡、镇的人民政府应当认真执行本法，支持职业卫生监督管理部门依法履行职责。

第十一条　县级以上人民政府职业卫生监督管理部门应当加强对职业病防治的宣传教育，普及职业病防治的知识，增强用人单位的职业病防治观念，提高劳动者的职业健康意识、自我保护意识和行使职业卫生保护权利的能力。

第十二条　有关防治职业病的国家职业卫生标准，由国务院卫生行政部门组织制定并公布。

国务院卫生行政部门应当组织开展重点职业病监测和专项调查，对职业健康风险进行评估，为制定职业卫生标准和职业病防治政策提供科学依据。

县级以上地方人民政府卫生行政部门应当定期对本行政区域的职业病防治情况进行统计和调查分析。

第十三条 任何单位和个人有权对违反本法的行为进行检举和控告。有关部门收到相关的检举和控告后，应当及时处理。

对防治职业病成绩显著的单位和个人，给予奖励。

第二章 前期预防

第十四条 用人单位应当依照法律、法规要求，严格遵守国家职业卫生标准，落实职业病预防措施，从源头上控制和消除职业病危害。

第十五条 产生职业病危害的用人单位的设立除应当符合法律、行政法规规定的设立条件外，其工作场所还应当符合下列职业卫生要求：

(一)职业病危害因素的强度或者浓度符合国家职业卫生标准；

(二)有与职业病危害防护相适应的设施；

(三)生产布局合理，符合有害与无害作业分开的原则；

(四)有配套的更衣间、洗浴间、孕妇休息间等卫生设施；

(五)设备、工具、用具等设施符合保护劳动者生理、心理健康的要求；

(六)法律、行政法规和国务院卫生行政部门、安全生产监督管理部门关于保护劳动者健康的其他要求。

第十六条 国家建立职业病危害项目申报制度。

用人单位工作场所存在职业病目录所列职业病的危害因素的，应当及时、如实向所在地安全生产监督管理部门申报危害项目，接受监督。

职业病危害因素分类目录由国务院卫生行政部门会同国务院安全生产监督管理部门制定、调整并公布。职业病危害项目申报的具体办法由国务院安全生产监督管理部门制定。

第十七条 新建、扩建、改建建设项目和技术改造、技术引进项目(以下统称建设项目)可能产生职业病危害的，建设单位在可行性论证阶段应当进行职业病危害预评价。

医疗机构建设项目可能产生放射性职业病危害的，建设单位应当向卫生行政部门提交放射性职业病危害预评价报告。卫生行政部门应当自收到预评价报告之日起三十日内，作出审核决定并书面通知建设单位。未提交预评价报告或者预评价报告未经卫生行政部门审核同意的，不得开工建设。

职业病危害预评价报告应当对建设项目可能产生的职业病危害因素及其

对工作场所和劳动者健康的影响作出评价，确定危害类别和职业病防护措施。

建设项目职业病危害分类管理办法由国务院安全生产监督管理部门制定。

第十八条　建设项目的职业病防护设施所需费用应当纳入建设项目工程预算，并与主体工程同时设计，同时施工，同时投入生产和使用。

建设项目的职业病防护设施设计应当符合国家职业卫生标准和卫生要求；其中，医疗机构放射性职业病危害严重的建设项目的防护设施设计，应当经卫生行政部门审查同意后，方可施工。

建设项目在竣工验收前，建设单位应当进行职业病危害控制效果评价。

医疗机构可能产生放射性职业病危害的建设项目竣工验收时，其放射性职业病防护设施经卫生行政部门验收合格后，方可投入使用；其他建设项目的职业病防护设施应当由建设单位负责依法组织验收，验收合格后，方可投入生产和使用。安全生产监督管理部门应当加强对建设单位组织的验收活动和验收结果的监督核查。

第十九条　国家对从事放射性、高毒、高危粉尘等作业实行特殊管理。具体管理办法由国务院制定。

第三章　劳动过程中的防护与管理

第二十条　用人单位应当采取下列职业病防治管理措施：

（一）设置或者指定职业卫生管理机构或者组织，配备专职或者兼职的职业卫生管理人员，负责本单位的职业病防治工作；

（二）制定职业病防治计划和实施方案；

（三）建立、健全职业卫生管理制度和操作规程；

（四）建立、健全职业卫生档案和劳动者健康监护档案；

（五）建立、健全工作场所职业病危害因素监测及评价制度；

（六）建立、健全职业病危害事故应急救援预案。

第二十一条　用人单位应当保障职业病防治所需的资金投入，不得挤占、挪用，并对因资金投入不足导致的后果承担责任。

第二十二条　用人单位必须采用有效的职业病防护设施，并为劳动者提供个人使用的职业病防护用品。

用人单位为劳动者个人提供的职业病防护用品必须符合防治职业病的要求；不符合要求的，不得使用。

第二十三条　用人单位应当优先采用有利于防治职业病和保护劳动者健康的新技术、新工艺、新设备、新材料，逐步替代职业病危害严重的技术、工艺、设备、材料。

第二十四条　产生职业病危害的用人单位，应当在醒目位置设置公告栏，公布有关职业病防治的规章制度、操作规程、职业病危害事故应急救援措施和工作场所职业病危害因素检测结果。

对产生严重职业病危害的作业岗位，应当在其醒目位置，设置警示标识和中文警示说明。警示说明应当载明产生职业病危害的种类、后果、预防以及应急救治措施等内容。

第二十五条　对可能发生急性职业损伤的有毒、有害工作场所，用人单位应当设置报警装置，配置现场急救用品、冲洗设备、应急撤离通道和必要的泄险区。

对放射工作场所和放射性同位素的运输、贮存，用人单位必须配置防护设备和报警装置，保证接触放射线的工作人员佩戴个人剂量计。

对职业病防护设备、应急救援设施和个人使用的职业病防护用品，用人单位应当进行经常性的维护、检修，定期检测其性能和效果，确保其处于正常状态，不得擅自拆除或者停止使用。

第二十六条　用人单位应当实施由专人负责的职业病危害因素日常监测，并确保监测系统处于正常运行状态。

用人单位应当按照国务院安全生产监督管理部门的规定，定期对工作场所进行职业病危害因素检测、评价。检测、评价结果存入用人单位职业卫生档案，定期向所在地安全生产监督管理部门报告并向劳动者公布。

职业病危害因素检测、评价由依法设立的取得国务院安全生产监督管理部门或者设区的市级以上地方人民政府安全生产监督管理部门按照职责分工给予资质认可的职业卫生技术服务机构进行。职业卫生技术服务机构所作检测、评价应当客观、真实。

发现工作场所职业病危害因素不符合国家职业卫生标准和卫生要求时，用人单位应当立即采取相应治理措施，仍然达不到国家职业卫生标准和卫生要求的，必须停止存在职业病危害因素的作业；职业病危害因素经治理后，符合国家职业卫生标准和卫生要求的，方可重新作业。

第二十七条　职业卫生技术服务机构依法从事职业病危害因素检测、评价工作，接受安全生产监督管理部门的监督检查。安全生产监督管理部门应当依法履行监督职责。

第二十八条　向用人单位提供可能产生职业病危害的设备的，应当提供中文说明书，并在设备的醒目位置设置警示标识和中文警示说明。警示说明应当载明设备性能、可能产生的职业病危害、安全操作和维护注意事项、职业病防护以及应急救治措施等内容。

第二十九条　向用人单位提供可能产生职业病危害的化学品、放射性同位素和含有放射性物质的材料的，应当提供中文说明书。说明书应当载明产品特性、主要成分、存在的有害因素、可能产生的危害后果、安全使用注意事项、职业病防护以及应急救治措施等内容。产品包装应当有醒目的警示标识和中文警示说明。贮存上述材料的场所应当在规定的部位设置危险物品标识或者放射性警示标识。

国内首次使用或者首次进口与职业病危害有关的化学材料，使用单位或者进口单位按照国家规定经国务院有关部门批准后，应当向国务院卫生行政部门、安全生产监督管理部门报送该化学材料的毒性鉴定以及经有关部门登记注册或者批准进口的文件等资料。

进口放射性同位素、射线装置和含有放射性物质的物品的，按照国家有关规定办理。

第三十条　任何单位和个人不得生产、经营、进口和使用国家明令禁止使用的可能产生职业病危害的设备或者材料。

第三十一条　任何单位和个人不得将产生职业病危害的作业转移给不具备职业病防护条件的单位和个人。不具备职业病防护条件的单位和个人不得接受产生职业病危害的作业。

第三十二条　用人单位对采用的技术、工艺、设备、材料，应当知悉其产生的职业病危害，对有职业病危害的技术、工艺、设备、材料隐瞒其危害而采用的，对所造成的职业病危害后果承担责任。

第三十三条　用人单位与劳动者订立劳动合同（含聘用合同，下同）时，应当将工作过程中可能产生的职业病危害及其后果、职业病防护措施和待遇等如实告知劳动者，并在劳动合同中写明，不得隐瞒或者欺骗。

劳动者在已订立劳动合同期间因工作岗位或者工作内容变更，从事与所订立劳动合同中未告知的存在职业病危害的作业时，用人单位应当依照前款规定，向劳动者履行如实告知的义务，并协商变更原劳动合同相关条款。

用人单位违反前两款规定的，劳动者有权拒绝从事存在职业病危害的作业，用人单位不得因此解除与劳动者所订立的劳动合同。

第三十四条　用人单位的主要负责人和职业卫生管理人员应当接受职业卫生培训，遵守职业病防治法律、法规，依法组织本单位的职业病防治工作。

用人单位应当对劳动者进行上岗前的职业卫生培训和在岗期间的定期职业卫生培训，普及职业卫生知识，督促劳动者遵守职业病防治法律、法规、规章和操作规程，指导劳动者正确使用职业病防护设备和个人使用的职业病防护用品。

劳动者应当学习和掌握相关的职业卫生知识，增强职业病防范意识，遵守职业病防治法律、法规、规章和操作规程，正确使用、维护职业病防护设备和个人使用的职业病防护用品，发现职业病危害事故隐患应当及时报告。

劳动者不履行前款规定义务的，用人单位应当对其进行教育。

第三十五条　对从事接触职业病危害的作业的劳动者，用人单位应当按照国务院安全生产监督管理部门、卫生行政部门的规定组织上岗前、在岗期间和离岗时的职业健康检查，并将检查结果书面告知劳动者。职业健康检查费用由用人单位承担。

用人单位不得安排未经上岗前职业健康检查的劳动者从事接触职业病危害的作业；不得安排有职业禁忌的劳动者从事其所禁忌的作业；对在职业健康检查中发现有与所从事的职业相关的健康损害的劳动者，应当调离原工作岗位，并妥善安置；对未进行离岗前职业健康检查的劳动者不得解除或者终止与其订立的劳动合同。

职业健康检查应当由省级以上人民政府卫生行政部门批准的医疗卫生机构承担。

第三十六条　用人单位应当为劳动者建立职业健康监护档案，并按照规定的期限妥善保存。

职业健康监护档案应当包括劳动者的职业史、职业病危害接触史、职业健康检查结果和职业病诊疗等有关个人健康资料。

劳动者离开用人单位时，有权索取本人职业健康监护档案复印件，用人单位应当如实、无偿提供，并在所提供的复印件上签章。

第三十七条　发生或者可能发生急性职业病危害事故时，用人单位应当立即采取应急救援和控制措施，并及时报告所在地安全生产监督管理部门和有关部门。安全生产监督管理部门接到报告后，应当及时会同有关部门组织调查处理；必要时，可以采取临时控制措施。卫生行政部门应当组织做好医疗救治工作。

对遭受或者可能遭受急性职业病危害的劳动者，用人单位应当及时组织救治、进行健康检查和医学观察，所需费用由用人单位承担。

第三十八条　用人单位不得安排未成年工从事接触职业病危害的作业；不得安排孕期、哺乳期的女职工从事对本人和胎儿、婴儿有危害的作业。

第三十九条　劳动者享有下列职业卫生保护权利：

（一）获得职业卫生教育、培训；

（二）获得职业健康检查、职业病诊疗、康复等职业病防治服务；

（三）了解工作场所产生或者可能产生的职业病危害因素、危害后果和应当采取的职业病防护措施；

（四）要求用人单位提供符合防治职业病要求的职业病防护设施和个人使用的职业病防护用品，改善工作条件；

(五)对违反职业病防治法律、法规以及危及生命健康的行为提出批评、检举和控告;

(六)拒绝违章指挥和强令进行没有职业病防护措施的作业;

(七)参与用人单位职业卫生工作的民主管理,对职业病防治工作提出意见和建议。

用人单位应当保障劳动者行使前款所列权利。因劳动者依法行使正当权利而降低其工资、福利等待遇或者解除、终止与其订立的劳动合同的,其行为无效。

第四十条　工会组织应当督促并协助用人单位开展职业卫生宣传教育和培训,有权对用人单位的职业病防治工作提出意见和建议,依法代表劳动者与用人单位签订劳动安全卫生专项集体合同,与用人单位就劳动者反映的有关职业病防治的问题进行协调并督促解决。

工会组织对用人单位违反职业病防治法律、法规,侵犯劳动者合法权益的行为,有权要求纠正;产生严重职业病危害时,有权要求采取防护措施,或者向政府有关部门建议采取强制性措施;发生职业病危害事故时,有权参与事故调查处理;发现危及劳动者生命健康的情形时,有权向用人单位建议组织劳动者撤离危险现场,用人单位应当立即作出处理。

第四十一条　用人单位按照职业病防治要求,用于预防和治理职业病危害、工作场所卫生检测、健康监护和职业卫生培训等费用,按照国家有关规定,在生产成本中据实列支。

第四十二条　职业卫生监督管理部门应当按照职责分工,加强对用人单位落实职业病防护管理措施情况的监督检查,依法行使职权,承担责任。

第四章　职业病诊断与职业病病人保障

第四十三条　医疗卫生机构承担职业病诊断,应当经省、自治区、直辖市人民政府卫生行政部门批准。省、自治区、直辖市人民政府卫生行政部门应当向社会公布本行政区域内承担职业病诊断的医疗卫生机构的名单。

承担职业病诊断的医疗卫生机构应当具备下列条件:

(一)持有《医疗机构执业许可证》;

(二)具有与开展职业病诊断相适应的医疗卫生技术人员;

(三)具有与开展职业病诊断相适应的仪器、设备;

(四)具有健全的职业病诊断质量管理制度。

承担职业病诊断的医疗卫生机构不得拒绝劳动者进行职业病诊断的要求。

第四十四条　劳动者可以在用人单位所在地、本人户籍所在地或者经常居住地依法承担职业病诊断的医疗卫生机构进行职业病诊断。

第四十五条　职业病诊断标准和职业病诊断、鉴定办法由国务院卫生行政部门制定。职业病伤残等级的鉴定办法由国务院劳动保障行政部门会同国务院卫生行政部门制定。

第四十六条　职业病诊断，应当综合分析下列因素：

（一）病人的职业史；

（二）职业病危害接触史和工作场所职业病危害因素情况；

（三）临床表现以及辅助检查结果等。

没有证据否定职业病危害因素与病人临床表现之间的必然联系的，应当诊断为职业病。

承担职业病诊断的医疗卫生机构在进行职业病诊断时，应当组织三名以上取得职业病诊断资格的执业医师集体诊断。

职业病诊断证明书应当由参与诊断的医师共同签署，并经承担职业病诊断的医疗卫生机构审核盖章。

第四十七条　用人单位应当如实提供职业病诊断、鉴定所需的劳动者职业史和职业病危害接触史、工作场所职业病危害因素检测结果等资料；安全生产监督管理部门应当监督检查和督促用人单位提供上述资料；劳动者和有关机构也应当提供与职业病诊断、鉴定有关的资料。

职业病诊断、鉴定机构需要了解工作场所职业病危害因素情况时，可以对工作场所进行现场调查，也可以向安全生产监督管理部门提出，安全生产监督管理部门应当在十日内组织现场调查。用人单位不得拒绝、阻挠。

第四十八条　职业病诊断、鉴定过程中，用人单位不提供工作场所职业病危害因素检测结果等资料的，诊断、鉴定机构应当结合劳动者的临床表现、辅助检查结果和劳动者的职业史、职业病危害接触史，并参考劳动者的自述、安全生产监督管理部门提供的日常监督检查信息等，作出职业病诊断、鉴定结论。

劳动者对用人单位提供的工作场所职业病危害因素检测结果等资料有异议，或者因劳动者的用人单位解散、破产，无用人单位提供上述资料的，诊断、鉴定机构应当提请安全生产监督管理部门进行调查，安全生产监督管理部门应当自接到申请之日起三十日内对存在异议的资料或者工作场所职业病危害因素情况作出判定；有关部门应当配合。

第四十九条　职业病诊断、鉴定过程中，在确认劳动者职业史、职业病危害接触史时，当事人对劳动关系、工种、工作岗位或者在岗时间有争议的，可以向当地的劳动人事争议仲裁委员会申请仲裁；接到申请的劳动人事争议仲裁委员会应当受理，并在三十日内作出裁决。

当事人在仲裁过程中对自己提出的主张，有责任提供证据。劳动者无法提供由用人单位掌握管理的与仲裁主张有关的证据的，仲裁庭应当要求用人单位在指定期限内提供；用人单位在指定期限内不提供的，应当承担不利后果。

劳动者对仲裁裁决不服的，可以依法向人民法院提起诉讼。

用人单位对仲裁裁决不服的，可以在职业病诊断、鉴定程序结束之日起十五日内依法向人民法院提起诉讼；诉讼期间，劳动者的治疗费用按照职业病待遇规定的途径支付。

第五十条　用人单位和医疗卫生机构发现职业病病人或者疑似职业病病人时，应当及时向所在地卫生行政部门和安全生产监督管理部门报告。确诊为职业病的，用人单位还应当向所在地劳动保障行政部门报告。接到报告的部门应当依法作出处理。

第五十一条　县级以上地方人民政府卫生行政部门负责本行政区域内的职业病统计报告的管理工作，并按照规定上报。

第五十二条　当事人对职业病诊断有异议的，可以向作出诊断的医疗卫生机构所在地地方人民政府卫生行政部门申请鉴定。

职业病诊断争议由设区的市级以上地方人民政府卫生行政部门根据当事人的申请，组织职业病诊断鉴定委员会进行鉴定。

当事人对设区的市级职业病诊断鉴定委员会的鉴定结论不服的，可以向省、自治区、直辖市人民政府卫生行政部门申请再鉴定。

第五十三条　职业病诊断鉴定委员会由相关专业的专家组成。

省、自治区、直辖市人民政府卫生行政部门应当设立相关的专家库，需要对职业病争议作出诊断鉴定时，由当事人或者当事人委托有关卫生行政部门从专家库中以随机抽取的方式确定参加诊断鉴定委员会的专家。

职业病诊断鉴定委员会应当按照国务院卫生行政部门颁布的职业病诊断标准和职业病诊断、鉴定办法进行职业病诊断鉴定，向当事人出具职业病诊断鉴定书。职业病诊断、鉴定费用由用人单位承担。

第五十四条　职业病诊断鉴定委员会组成人员应当遵守职业道德，客观、公正地进行诊断鉴定，并承担相应的责任。职业病诊断鉴定委员会组成人员不得私下接触当事人，不得收受当事人的财物或者其他好处，与当事人有利害关系的，应当回避。

人民法院受理有关案件需要进行职业病鉴定时，应当从省、自治区、直辖市人民政府卫生行政部门依法设立的相关的专家库中选取参加鉴定的专家。

第五十五条　医疗卫生机构发现疑似职业病病人时，应当告知劳动者本人并及时通知用人单位。

用人单位应当及时安排对疑似职业病病人进行诊断；在疑似职业病病人诊断或者医学观察期间，不得解除或者终止与其订立的劳动合同。

疑似职业病病人在诊断、医学观察期间的费用，由用人单位承担。

第五十六条　用人单位应当保障职业病病人依法享受国家规定的职业病待遇。

用人单位应当按照国家有关规定，安排职业病病人进行治疗、康复和定期检查。

用人单位对不适宜继续从事原工作的职业病病人，应当调离原岗位，并妥善安置。

用人单位对从事接触职业病危害的作业的劳动者，应当给予适当岗位津贴。

第五十七条　职业病病人的诊疗、康复费用，伤残以及丧失劳动能力的职业病病人的社会保障，按照国家有关工伤保险的规定执行。

第五十八条　职业病病人除依法享有工伤保险外，依照有关民事法律，尚有获得赔偿的权利的，有权向用人单位提出赔偿要求。

第五十九条　劳动者被诊断患有职业病，但用人单位没有依法参加工伤保险的，其医疗和生活保障由该用人单位承担。

第六十条　职业病病人变动工作单位，其依法享有的待遇不变。

用人单位在发生分立、合并、解散、破产等情形时，应当对从事接触职业病危害的作业的劳动者进行健康检查，并按照国家有关规定妥善安置职业病病人。

第六十一条　用人单位已经不存在或者无法确认劳动关系的职业病病人，可以向地方人民政府民政部门申请医疗救助和生活等方面的救助。

地方各级人民政府应当根据本地区的实际情况，采取其他措施，使前款规定的职业病病人获得医疗救治。

第五章　监督检查

第六十二条　县级以上人民政府职业卫生监督管理部门依照职业病防治法律、法规、国家职业卫生标准和卫生要求，依据职责划分，对职业病防治工作进行监督检查。

第六十三条　安全生产监督管理部门履行监督检查职责时，有权采取下列措施：

（一）进入被检查单位和职业病危害现场，了解情况，调查取证；

（二）查阅或者复制与违反职业病防治法律、法规的行为有关的资料和采集样品；

（三）责令违反职业病防治法律、法规的单位和个人停止违法行为。

第六十四条　发生职业病危害事故或者有证据证明危害状态可能导致职业病危害事故发生时，安全生产监督管理部门可以采取下列临时控制措施：

(一)责令暂停导致职业病危害事故的作业；

(二)封存造成职业病危害事故或者可能导致职业病危害事故发生的材料和设备；

(三)组织控制职业病危害事故现场。

在职业病危害事故或者危害状态得到有效控制后，安全生产监督管理部门应当及时解除控制措施。

第六十五条　职业卫生监督执法人员依法执行职务时，应当出示监督执法证件。

职业卫生监督执法人员应当忠于职守，秉公执法，严格遵守执法规范；涉及用人单位的秘密的，应当为其保密。

第六十六条　职业卫生监督执法人员依法执行职务时，被检查单位应当接受检查并予以支持配合，不得拒绝和阻碍。

第六十七条　卫生行政部门、安全生产监督管理部门及其职业卫生监督执法人员履行职责时，不得有下列行为：

(一)对不符合法定条件的，发给建设项目有关证明文件、资质证明文件或者予以批准；

(二)对已经取得有关证明文件的，不履行监督检查职责；

(三)发现用人单位存在职业病危害的，可能造成职业病危害事故，不及时依法采取控制措施；

(四)其他违反本法的行为。

第六十八条　职业卫生监督执法人员应当依法经过资格认定。

职业卫生监督管理部门应当加强队伍建设，提高职业卫生监督执法人员的政治、业务素质，依照本法和其他有关法律、法规的规定，建立、健全内部监督制度，对其工作人员执行法律、法规和遵守纪律的情况，进行监督检查。

第六章　法律责任

第六十九条　建设单位违反本法规定，有下列行为之一的，由安全生产监督管理部门和卫生行政部门依据职责分工给予警告，责令限期改正；逾期不改正的，处十万元以上五十万元以下的罚款；情节严重的，责令停止产生职业病危害的作业，或者提请有关人民政府按照国务院规定的权限责令停建、关闭：

(一)未按照规定进行职业病危害预评价的；

(二)医疗机构可能产生放射性职业病危害的建设项目未按照规定提交放

射性职业病危害预评价报告，或者放射性职业病危害预评价报告未经卫生行政部门审核同意，开工建设的；

（三）建设项目的职业病防护设施未按照规定与主体工程同时设计、同时施工、同时投入生产和使用的；

（四）建设项目的职业病防护设施设计不符合国家职业卫生标准和卫生要求，或者医疗机构放射性职业病危害严重的建设项目的防护设施设计未经卫生行政部门审查同意擅自施工的；

（五）未按照规定对职业病防护设施进行职业病危害控制效果评价的；

（六）建设项目竣工投入生产和使用前，职业病防护设施未按照规定验收合格的。

第七十条　违反本法规定，有下列行为之一的，由安全生产监督管理部门给予警告，责令限期改正；逾期不改正的，处十万元以下的罚款：

（一）工作场所职业病危害因素检测、评价结果没有存档、上报、公布的；

（二）未采取本法第二十条规定的职业病防治管理措施的；

（三）未按照规定公布有关职业病防治的规章制度、操作规程、职业病危害事故应急救援措施的；

（四）未按照规定组织劳动者进行职业卫生培训，或者未对劳动者个人职业病防护采取指导、督促措施的；

（五）国内首次使用或者首次进口与职业病危害有关的化学材料，未按照规定报送毒性鉴定资料以及经有关部门登记注册或者批准进口的文件的。

第七十一条　用人单位违反本法规定，有下列行为之一的，由安全生产监督管理部门责令限期改正，给予警告，可以并处五万元以上十万元以下的罚款：

（一）未按照规定及时、如实向安全生产监督管理部门申报产生职业病危害的项目的；

（二）未实施由专人负责的职业病危害因素日常监测，或者监测系统不能正常监测的；

（三）订立或者变更劳动合同时，未告知劳动者职业病危害真实情况的；

（四）未按照规定组织职业健康检查、建立职业健康监护档案或者未将检查结果书面告知劳动者的；

（五）未依照本法规定在劳动者离开用人单位时提供职业健康监护档案复印件的。

第七十二条　用人单位违反本法规定，有下列行为之一的，由安全生产监督管理部门给予警告，责令限期改正，逾期不改正的，处五万元以上二十万元以下的罚款；情节严重的，责令停止产生职业病危害的作业，或者提请有关人民政府按照国务院规定的权限责令关闭：

（一）工作场所职业病危害因素的强度或者浓度超过国家职业卫生标准的；

（二）未提供职业病防护设施和个人使用的职业病防护用品，或者提供的职业病防护设施和个人使用的职业病防护用品不符合国家职业卫生标准和卫生要求的；

（三）对职业病防护设备、应急救援设施和个人使用的职业病防护用品未按照规定进行维护、检修、检测，或者不能保持正常运行、使用状态的；

（四）未按照规定对工作场所职业病危害因素进行检测、评价的；

（五）工作场所职业病危害因素经治理仍然达不到国家职业卫生标准和卫生要求时，未停止存在职业病危害因素的作业的；

（六）未按照规定安排职业病病人、疑似职业病病人进行诊治的；

（七）发生或者可能发生急性职业病危害事故时，未立即采取应急救援和控制措施或者未按照规定及时报告的；

（八）未按照规定在产生严重职业病危害的作业岗位醒目位置设置警示标识和中文警示说明的；

（九）拒绝职业卫生监督管理部门监督检查的；

（十）隐瞒、伪造、篡改、毁损职业健康监护档案、工作场所职业病危害因素检测评价结果等相关资料，或者拒不提供职业病诊断、鉴定所需资料的；

（十一）未按照规定承担职业病诊断、鉴定费用和职业病病人的医疗、生活保障费用的。

第七十三条　向用人单位提供可能产生职业病危害的设备、材料，未按照规定提供中文说明书或者设置警示标识和中文警示说明的，由安全生产监督管理部门责令限期改正，给予警告，并处五万元以上二十万元以下的罚款。

第七十四条　用人单位和医疗卫生机构未按照规定报告职业病、疑似职业病的，由有关主管部门依据职责分工责令限期改正，给予警告，可以并处一万元以下的罚款；弄虚作假的，并处二万元以上五万元以下的罚款；对直接负责的主管人员和其他直接责任人员，可以依法给予降级或者撤职的处分。

第七十五条　违反本法规定，有下列情形之一的，由安全生产监督管理部门责令限期治理，并处五万元以上三十万元以下的罚款；情节严重的，责令停止产生职业病危害的作业，或者提请有关人民政府按照国务院规定的权限责令关闭：

（一）隐瞒技术、工艺、设备、材料所产生的职业病危害而采用的；

（二）隐瞒本单位职业卫生真实情况的；

（三）可能发生急性职业损伤的有毒、有害工作场所、放射工作场所或者放射性同位素的运输、贮存不符合本法第二十五条规定的；

（四）使用国家明令禁止使用的可能产生职业病危害的设备或者材料的；

（五）将产生职业病危害的作业转移给没有职业病防护条件的单位和个人，或者没有职业病防护条件的单位和个人接受产生职业病危害的作业的；

（六）擅自拆除、停止使用职业病防护设备或者应急救援设施的；

（七）安排未经职业健康检查的劳动者、有职业禁忌的劳动者、未成年工或者孕期、哺乳期女职工从事接触职业病危害的作业或者禁忌作业的；

（八）违章指挥和强令劳动者进行没有职业病防护措施的作业的。

第七十六条　生产、经营或者进口国家明令禁止使用的可能产生职业病危害的设备或者材料的，依照有关法律、行政法规的规定给予处罚。

第七十七条　用人单位违反本法规定，已经对劳动者生命健康造成严重损害的，由安全生产监督管理部门责令停止产生职业病危害的作业，或者提请有关人民政府按照国务院规定的权限责令关闭，并处十万元以上五十万元以下的罚款。

第七十八条　用人单位违反本法规定，造成重大职业病危害事故或者其他严重后果，构成犯罪的，对直接负责的主管人员和其他直接责任人员，依法追究刑事责任。

第七十九条　未取得职业卫生技术服务资质认可擅自从事职业卫生技术服务的，或者医疗卫生机构未经批准擅自从事职业健康检查、职业病诊断的，由安全生产监督管理部门和卫生行政部门依据职责分工责令立即停止违法行为，没收违法所得；违法所得五千元以上的，并处违法所得二倍以上十倍以下的罚款；没有违法所得或者违法所得不足五千元的，并处五千元以上五万元以下的罚款；情节严重的，对直接负责的主管人员和其他直接责任人员，依法给予降级、撤职或者开除的处分。

第八十条　从事职业卫生技术服务的机构和承担职业健康检查、职业病诊断的医疗卫生机构违反本法规定，有下列行为之一的，由安全生产监督管理部门和卫生行政部门依据职责分工责令立即停止违法行为，给予警告，没收违法所得；违法所得五千元以上的，并处违法所得二倍以上五倍以下的罚款；没有违法所得或者违法所得不足五千元的，并处五千元以上二万元以下的罚款；情节严重的，由原认可或者批准机关取消其相应的资格；对直接负责的主管人员和其他直接责任人员，依法给予降级、撤职或者开除的处分；构成犯罪的，依法追究刑事责任：

（一）超出资质认可或者批准范围从事职业卫生技术服务或者职业健康检查、职业病诊断的；

（二）不按照本法规定履行法定职责的；

（三）出具虚假证明文件的。

第八十一条　职业病诊断鉴定委员会组成人员收受职业病诊断争议当事

人的财物或者其他好处的，给予警告，没收收受的财物，可以并处三千元以上五万元以下的罚款，取消其担任职业病诊断鉴定委员会组成人员的资格，并从省、自治区、直辖市人民政府卫生行政部门设立的专家库中予以除名。

第八十二条　卫生行政部门、安全生产监督管理部门不按照规定报告职业病和职业病危害事故的，由上一级行政部门责令改正，通报批评，给予警告；虚报、瞒报的，对单位负责人、直接负责的主管人员和其他直接责任人员依法给予降级、撤职或者开除的处分。

第八十三条　县级以上地方人民政府在职业病防治工作中未依照本法履行职责，本行政区域出现重大职业病危害事故、造成严重社会影响的，依法对直接负责的主管人员和其他直接责任人员给予记大过直至开除的处分。

县级以上人民政府职业卫生监督管理部门不履行本法规定的职责，滥用职权、玩忽职守、徇私舞弊，依法对直接负责的主管人员和其他直接责任人员给予记大过或者降级的处分；造成职业病危害事故或者其他严重后果的，依法给予撤职或者开除的处分。

第八十四条　违反本法规定，构成犯罪的，依法追究刑事责任。

第七章　附　则

第八十五条　本法下列用语的含义：

职业病危害，是指对从事职业活动的劳动者可能导致职业病的各种危害。职业病危害因素包括：职业活动中存在的各种有害的化学、物理、生物因素以及在作业过程中产生的其他职业有害因素。

职业禁忌，是指劳动者从事特定职业或者接触特定职业病危害因素时，比一般职业人群更易于遭受职业病危害和罹患职业病或者可能导致原有自身疾病病情加重，或者在从事作业过程中诱发可能导致对他人生命健康构成危险的疾病的个人特殊生理或者病理状态。

第八十六条　本法第二条规定的用人单位以外的单位，产生职业病危害的，其职业病防治活动可以参照本法执行。

劳务派遣用工单位应当履行本法规定的用人单位的义务。

中国人民解放军参照执行本法的办法，由国务院、中央军事委员会制定。

第八十七条　对医疗机构放射性职业病危害控制的监督管理，由卫生行政部门依照本法的规定实施。

第八十八条　本法自 2002 年 5 月 1 日起施行。

附录八　国家职业病防治规划（2016～2020 征求意见稿）

为最大限度预防、控制和消除职业病危害，切实保护劳动者职业健康，根据《职业病防治法》，制定本规划。

一、规划背景

职业病防治工作关系广大劳动者的身体健康，关系劳动力资源可持续供给和经济绿色发展，事关全面建成小康社会的宏伟目标，是重大的社会和民生问题。党中央、国务院高度重视职业病防治工作，《国家职业病防治规划（2009～2015 年）》实施以来，职业病防治法律法规标准不断完善，职业病防治工作体系及机制逐步健全，监督执法力度不断加强，源头治理和专项整治力度加大，危害劳动者健康的违法行为有所减少，大中型企业作业场所职业卫生条件进一步改善，职业病防治和技术服务体系日益完善，职业健康检查、职业病诊断、鉴定、救治水平不断提升，化学中毒和核辐射医疗救治的能力建设得到加强，重大急性职业病危害事故得到基本控制。职业病防治宣传更加普及，全社会职业病防治意识、维权意识不断提高，职业病防治力度明显加强，基本实现了《国家职业病防治规划（2009～2015 年）》的总体目标。

“十三五”时期，是我国推进现代化、工业化、城镇化建设进程的关键时期，职业病防治工作面临严峻挑战，防治任务依然艰巨。近年来，每年新报告职业病病例近 3 万例，尘肺病和职业性化学中毒占全部职业病的 90％以上；传统职业病危害依然严重，新的职业病危害因素不断出现；劳动用工制度发生深刻变革，农民工、劳动派遣人员等工人流动性强，职业病危害较为严重。当前，我国职业病防治工作仍存在一些突出问题。职业病防治工作总体发展和资源配置不平衡；部分地区和部门对职业病防治工作重视程度不够，用人单位职业病危害相关信息掌握不全面，中小微型企业生产工艺相对落后，作业条件简陋，职业病危害较为严重，基层职业病综合防治和监管能力依然薄弱；一些用人单位职业病防治主体责任落实不到位，职业健康检查率低，职业卫生服务水平参差不齐；对新的职业危害因素研究和识别不足，重点职业病及职业相关危害因素监测覆盖面有待扩大；职业病患者保障待遇难以落实，救助水平低。

二、指导思想、基本原则和规划目标

（一）指导思想

全面贯彻落实党的十八大和十八届三中、四中、五中全会精神，以邓小平理论、“三个代表”重要思想、科学发展观为指导，深入贯彻习近平总书记系列重要讲话精神，深刻把握“四个全面”战略布局和“健康中国”建设要求，坚持以人为本、绿色发展的理念，以保护劳动者健康及其相关权益为根本目的。加强政府领导，落实用人单位责任，强化科技创新，加强职业病防治能力和服务体系建设，全面提升职业病防治水平，有效预防、控制和消除职业病危害，保护劳动者职业健康权益，促进经济社会可持续发展。

（二）基本原则

1.科学防治，综合治理。坚持预防为主、标本兼治，推动企业工艺改造和转型升级，改善作业场所工作条件，从源头预防控制职业病危害。加强职业健康监护和个体防护，识别、预防、控制职业危害因素，了解职业危害对职业人群健康的影响，推进职业病诊断、救治、康复规范化服务，为劳动者提供高效、优质、方便的职业卫生服务。

2.统筹规划，落实责任。适应国家经济社会发展新常态，围绕产业结构调整和优化，总体统筹职业病防治工作。按照各自职责分工，实现部门和区域联动一体化，加强协调配合，全面落实职业病防治责任，积极形成职业病防治工作信息互通、齐抓共管的良好局面。

3.健全制度，强化监管。不断完善《职业病防治法》相关法律、法规、标准和规范，针对重点行业、重点职业病危害和重点人群，健全职业病预防控制、保障救助制度，加大国家职业卫生监管力度，严厉查处违法行为，全面落实用人单位职业健康管理措施。

4.完善体系，提升能力。健全职业病防治和技术服务体系，加强专业人才培养和队伍建设，强化职业卫生服务机构能力建设和用人单位诚信体系建设，充分发挥行业、企业所属职业病防治机构的作用。加强职业病防治科学研究，提升职业病危害识别、检测、评价、控制能力及职业病诊治水平。

（三）规划目标

1.总目标。到2020年，形成用人单位负责、行政机关监管、行业自律、职工全面参与和社会广泛监督的职业病防治格局；形成较为完善的职业病防治法律法规标准体系、职业卫生服务体系和监督管理体系；掌握职业病防治情况，加强重点职业病和新发职业病的监测和评估能力；遏制接尘工龄在5年内的新发尘肺病病例的上升势头，有效控制职业性化学中毒和急性放射性职业病，劳动者职业健康权益保障水平进一步提高。

2.具体目标。

——到2020年，各地要全面掌握产生职业病危害用人单位的基本信息、存在的职业病危害因素、接触职业病危害的人员总数及开展职业健康检查情况、享受职业病工伤保障待遇和救助等相关信息。

——到2020年，用人单位职业病危害项目申报率达到85%以上；用人单位工作场所职业病危害检测评价率达到65%以上；用人单位主要负责人和职业卫生管理人员的职业卫生培训率分别达到95%以上；用人单位劳动者的职业健康监护率达到75%以上。

——建立完善与职责任务相适应、功能全面的职业病防治网络。到2020年，根据职业病防治工作实际需要，每个地级市至少有1家承担当地主要职业病诊断工作的医疗卫生机构，每个区县至少有1家能够承担当地职业健康检查工作需要的医疗卫生机构。

——到2020年，建立适合我国特点、功能完善的重点职业病监测、医疗卫生机构医用辐射防护监测与职业健康风险评估工作体系，科学、及时地反映我国职业病危害因素变化趋势和职业病发病特点。用人单位放射工作人员个人剂量计佩戴率达到90%。

——到2020年，工伤保险覆盖率达到90%以上；符合救助标准的职业病病人救助覆盖率达到90%以上；职业病患者得到及时救助，各项权益得到有效保障。

——建立完善与职责任务相适应、专业高效的职业卫生专业队伍，每10万名劳动力人口配备职业卫生监管人员20～30人；每10名劳动力人口配备职业病医师2～3人（以地级市为单位统计），职业健康检查人员4～6人（以县区为单位统计）。接触职业病危害因素劳动者多、危害程度重的用人单位应配备专职（或兼职）职业卫生专业医师或有执业医师资格的人员。

三、主要任务

（一）健全监测评估体系

开展辖区内职业卫生基本情况摸底调查，推进部门和系统内现有信息系统的交流与共享，全面掌握产生职业病危害用人单位的基本信息、行业类型、职工总数及接触各类职业病危害人数、有毒有害作业工人健康监护、开展职业健康检查情况、享受职业病工伤保障待遇和救助等相关信息。根据需要逐步扩大重点职业病监测覆盖范围，掌握辖区内重点职业病危害因素、职业病发病规律和趋势，开展职业健康风险评估，为制定职业卫生标准和职业病防治政策提供科学依据。加强对职业危害因素的识别，了解不同行业、产业所接触的职业危害以及对职业人群健康的影响，做到早期发现、早期预防和控制。建立定期职业病危害状况调查制度，推动职业病危害治理专项规划的落实并定期评估。

（二）强化职业病源头治理

加强职业病源头治理和前期预防，建立职业病危害防治落后技术、工艺、设备和材料的淘汰、限制名录管理制度，引导职业病危害较严重的企业主动进行工艺改造和转型升级，淘汰落后产能，推广应用新技术、工艺、设备和材料，实施矿山、有色、冶金、建材等职业病危害严重用人单位的技术和工艺改造、设备更新和材料替代以及关闭退出等治理活动。开展中小微型用人单位职业病危害治理帮扶行动，努力解决中小微型用人单位职业病危害，设立小微型用人单位职业病防治的公益性指导与援助平台，建立小微型用人单位职业病危害治理活动专项资金制度。在做好传统职业病源头治理的同时，还要按照职业健康实际需求，加强新的职业病危害的识别、评价与控制，切实保护劳动者的职业健康。

（三）落实强化用人单位职业病防治主体责任

建立用人单位自主开展职业病危害防治活动的工作机制，推动实施全国统一的职业病危害严重用人单位的职业卫生管理人员培训考核管理制度。强化用人单位法律意识和社会责任感，落实职业卫生管理责任制，开展工作场所职业病危害因素定期检测，按规定申报职业病危害项目，规范职业病危害告知、设置警示标识、配备个体防护用品。依法组织开展职业健康检查，为劳动者建立职业健康监护档案。接触职业病危害因素劳动者多、危害程度重的用人单位应设置职业卫生管理部门，配备职业卫生专业医师或有执业医师资格的人员。

（四）加强职业病诊断、职业健康检查机构能力和体系建设

各地要根据当地职业人群规模和职业病危害特点，充分利用现有资源，合理确定辖区内职业健康检查、职业病诊断机构的布局、规模、功能、数量；鼓励具备条件的行业、企业医疗卫生机构开展职业病诊断、职业健康检查工作。进一步加强职业健康检查、职业病诊断和鉴定工作，按规定及时报告职业病和疑似职业病，简化程序、优化流程，加强质量控制，为用人单位和劳动者提供方便高效的服务。加大医务人员技能培训力度，制定尘肺病诊疗临床途径，规范诊疗行为，提高治疗技术水平。

（五）完善保障救助措施

各地要大力推进《劳动合同法》和《工伤保险条例》的贯彻落实，规范用人单位劳动用工管理，依法签订劳动合同，按时足额缴纳工伤保险费。在高危行业推行平等协商和劳动安全卫生专项集体合同制度，以非公有制企业为重点，依法推动企业与职工开展职业病防治工作平等协商，订立专项集体合同，督促劳

动关系双方认真履行职业病防治责任义务。完善大病保险和医疗救助制度，及时将符合条件的职业病患者纳入大病保险和城乡医疗救助体系，加大救助力度。研究建立尘肺病防治基金，逐步形成政府救助与社会关爱相结合的工作格局。

（六）强化职业卫生技术服务支撑作用

进一步加强职业卫生技术服务机构能力建设，支持社会性技术服务机构发展，推进职业卫生技术服务机构诚信体系建设。合理设置职业卫生技术服务机构的服务区域，在优先完成覆盖区域内的职业卫生技术服务工作的基础上，逐渐扩展服务范围。加强基层职业卫生技术服务机构质量控制、职业卫生专家队伍的建设与管理。推动在大专院校设置职业卫生、职业医学、放射卫生和职业卫生工程专业。

（七）推进信息化建设

逐步完善信息系统建设，以职业病危害项目申报、职业卫生专项调查和职业病报告为基础，及时收集用人单位职业病危害治理、职业卫生技术服务机构服务、职业卫生监督执法、职业健康检查、职业病诊断鉴定、职业病患者工伤保险待遇和救助落实情况等相关动态信息。建立各部门职业病防治信息互通共享机制，统一数据规范与管理，逐步实现系统间各有关部门职业病防治信息的定时交换。探索建立居民健康卡与职业病防治信息结合，充分发挥大数据在职业病风险监测中的作用，建立健全基于职业病防治信息监测的统计制度，为职业病防治决策提供科学依据。

（八）加大职业健康促进和宣传教育力度

加强对用人单位主要负责人、职业卫生管理人员、从事职业病危害作业劳动者、职业病防治专业技术人员的培训，推进网络培训和远程教育系统建设。充分发挥主流媒体和新媒体的作用，广泛深入宣传职业病防治法律法规，普及职业病危害防治基本知识，创新职业健康促进方式方法，提高宣传教育的针对性和效果，增强广大劳动者职业病防范能力和自我防护意识。结合“健康城市”建设工作，开展职业健康教育与健康促进，创造有益于职业健康的工作环境。

四、保障措施

（一）加强政府领导

县级以上地方人民政府要制定辖区职业病防治规划和实施办法，将职业病防治重要指标、主要任务纳入国民经济和社会发展计划，统一负责、领导、组织、协调本行政区域的职业病防治工作。要完善、落实职业病防治工作责任制，建立“党政同责、一岗双责、齐抓共管”的责任体系，构建政府、部门、用人单位、社会之间紧密配合的长效机制，健全各级职业病防治联席会议制度，实现职业病防治工作的常态化、规范化、制度化。

(二)落实部门责任

卫生计生、安全监管、人力资源社会保障、宣传、发展改革、科技、工业和信息化、民政、财政、国资等部门和工会组织,要按照《职业病防治法》要求,切实履行责任,定期召开会议,研究职业病防控策略,联合开展调研、督导检查,密切配合,加大监督检查力度,确保职业病防治工作落实到位。

(三)加大经费投入

各级政府要按照《职业病防治法》有关规定,逐年增加职业病防治经费,加大对政府主办的公益性职业病防治机构投入力度,使其与当地经济社会发展水平相适应。在地区、单位预算中列出专项资金,按照工作计划,分年度、有步骤地用于职业病防治规划中的各项主要任务。人力资源社会保障部门和民政部门要加大工伤保险和救助经费投入力度。用人单位要根据实际情况,保证生产工艺技术改造、职业病危害预防和控制、工作场所检测评价、健康监护和职业卫生培训等费用。各级政府要加强对专项资金使用情况的监督检查,专款专用,严禁滥用、挪用专项资金。建立多渠道的职业病防治筹资机制,鼓励和引导社会资本参与职业病防治工作。

(四)完善法律法规和标准

进一步完善《职业病防治法》的配套法规,出台并完善高危粉尘作业、高毒作业、放射性作业等行政法规,加快制修订职业病危害治理工作急需的部门规章及政策性文件,加快制定职业病防治地方性法规和标准。进一步加大对国家职业卫生标准工作的支持力度,建立比较完善的职业卫生标准体系,进一步健全管理体制和工作机制,加强标准的宣传、贯彻、跟踪、评价、清理、研究。

(五)加强科学研究

各地、各部门、大专院校及研究机构要围绕职业病防治工作发展需求,围绕严重危害劳动者健康的重点职业病及其发病机理进行深入研究,将尘肺病防治技术和产品的研发列入有关科研计划,推进医学研究成果的转化应用,探索和推广有效防治技术。开展职业卫生前瞻性研究,及早应对产业转型、技术进步可能产生的新发职业健康问题。加强职业病流行病学调查,研究新信息技术在职业病监测、预防控制和风险评估中的作用。加强重点职业病早期职业健康损害监测技术和新发职业病危害因素研究,开展放射工作人员超量照射、职业高氡暴露、近源同室操作人员健康损害监测技术研究。加强国际间交流与合作,寻求全球性、区域性、多边和双边职业病防治研究工作,学习和借鉴发达国家先进经验,提高我国职业病防治工作水平。

(六)加大职业卫生监管力度

加强职业卫生监管机构与队伍建设,建立完善、高效的职业卫生监管执法队伍，建立职业病防治目标和责任考核体系。建立管行业、管业务、管生产经营必须管职业卫生的责任体系，大力发展基础监管力量，发挥行业组织在职业病防治中的作用。职业病监督管理部门要依法认真履行监管职责，加强对农民工、劳务派遣工人等高职业病风险人群的职业健康管理，加大对重点行业、重点企业、职业卫生技术服务机构的监督检查力度，对违法违规行为进行严肃查处。建立用人单位职业病危害治理“黑名单”制度，定期向社会公布并向有关部门通报。加强对职业病报告工作和职业病诊断机构、职业健康检查机构的监督检查。探索引入金融、保险、税收、信用等手段进行职业病防治工作管理。

五、督导与评价

国务院有关部门要适时开展规划实施的督查和评价工作。各地区要制定阶段性目标，明确分工，确保各项任务落实到位，加大督导检查力度，发现问题及时解决，确保各项目标和任务圆满完成。2018 年底，有关部门对本规划实施情况进行中期考核，督促规划的顺利实施；2020 年，组织开展规划实施和终期效果评估。

参考文献

一、英文文献

[1]Bandura A. Self-efficacy theory: Towards a unifying theory of behavior change. *Psychol Rev*, 1977, 84:191-215.

[2]Bandura A. Social cognitive theory: An agentive perspective. *Annu Rev Psychol*, 2001, 52:1-26.

[3]Bandura A. *Social Foundations of Thought and Action: A Social Cognitive Theory*. Englewood Cliffs, NJ: Prentice-Hall, 1986.

[4]Bartholomew LK, Sockrider MM, Abramson SL, et al. Partners in school asthma management: Evaluation of a self-management program for children with asthma. *Journal of School Health*, 2006, 76(6):283-290.

[5]Baumeister RF, Heatherton TF, Tice DM. *Losing Control-How and Why People Fail at Self-regulation*. Academic Press, 1994.

[6]Bilsker D, Goldner EM, Jones W. Health service patterns indicate potential benefit of supported self-management for depression in primary care. *Canadian Journal of Psychiatry*, 2007, 52(2):86-95.

[7]Brandon JE, Oescher J, Loftin JM. The self-control questionnairc: An assessment. *Health Values: Health Behavior, Education&Promotion*, 1990, 14(3):3-9.

[8]Castaneda M, Kolenko TA, Aldag RJ. Self-management perceptions and practices: A structural equations analysis. *Journal of Organizational Behavior*, 1999, 20(1):101-120.

[9]Chan CC, Siu AM, Poon PK, et al. Chronic disease self-management program for Chinese patients: A preliminary mufti-baseline study. *Int J Rehabil Res*, 2005, 28(4):351-354.

[10]Chan SC, Chan CC, Siu AM, et al. Stage of change in self-management of chronic diseases: Psychometric properties of the Chinese version of the University of Rhode Island Change Assessment(C-URICA) Scale. *Rehabilitation Psychology*, 2007, 52(1):103-112.

[11]Deci EL. On the nature and functions of motivation theories. *Psychol Sci*, 1992, 3(2):167-171.

[12]Febbraro&Clum. The limits of bibliotherapy: A study of the differential effectiveness of self administered interventions in individuals with panic attacks. *Behavior Therapy*, 1999,30(2):209-222.

[13]Fitzgerald JT, Davis WK, Connell CM, et al. Development and validation of the diabetes care profile. *Evaluation and the Health Professions*, 1996, 19:209-231.

[14]Frayne CA, Geringer JM. Self-management training for improving job performance: A field experiment involving salespeople. *Journal of Applied Psychology*, 2000, 85(3):361-372.

[15]Frayne CA. *Reducing Employee Absenteeism Through Self-management Training: A Research-based Analysis and Guide*. New York, NY, England: Quorum Books, 1991.

[16]Gist ME, Stevens CK, Bavetta AG. Effects of self-efficacy and post-training intervention on the acquisition and maintenance of complex interpersonal skills. *Personnel Psychology*, 1991, 44(4):837-861.

[17]Gregg JA, Callaghan GM, Hayes SC, et al. Improving diabetes self-management through acceptance, mindfulness, and values: A randomized controlled trial. *Journal of Consulting and Clinical Psychology*, 2007, 75(2): 336-343.

[18]Jain AK, Sinha AK. Self-management and job performance: In-role behavior and organizational citizenship behavior. *Psychological Studies*, 2006, 51(1):19-29.

[19]Kenneth A Holroyd, Thomas L Creer. *Self-management of Chronic Disease: Hand-book of Clinical Interventions and Research*. Orlando: Academic Press Inc, 1986.

[20] King Z. Career Self-management: Its nature, causes and consequences. *Journal of Vocational Behavior*. 2004, 65(1): 112.

[21]Koerkel J. Behavioral self-management with problem drinkers: One-year follow-up of a controlled drinking group treatment approach. *Addiction*

Research & Theory, 2006, 14(1):35-49.

[22]Le H, Casillas A, Robbins SB, et al. Motivational and skills, social, and self-management predictors of college outcomes: Constructing the student readiness inventory. *Educational & Psychological Measurement*, 2005, 65(3):482-508.

[23]Long JD, Gaynor P, Erwin A, et al. The relationship of self-management to academic motivation, study efficiency, academic satisfaction, and grade point average among prospective education majors. *Psychology: A Journal of Human Behavior*, 1994, 31(1):22-30.

[24]Lorig KR, Holman HR. Self-management education: History, definition, outcomes, and mechanisms. *Annual of Behavioral Medicine*, 2003, 26(1):1-7.

[25]Lorig K, Sobel D, Stewart A, et al. Evidence suggesting that a chronic disease self-management program can improve health status while reducing hospitalization: A randomized trial. *Medical Care*, 1999, 37(1):5-14.

[26]Lorig K, Stewar A, Ritter P, et al. *Outcome Measures for Health Education and Other Health Care Interventions*. Thousand Oaks: SAGE Publications Inc, 1996.

[27]Manz CC,Keating DE, Donnellon A. Preparing for an organizational change to employee self-management: The managerial transition. *Organizational Dynamics*, 1990, 19(2): 15-26.

[28]Robinson-Whelen S, Hughes RB, Taylor HB, et al. Depression self-management program for rural women with physical disabilities. *Rehabilitation Psychology*, 2007, 52(3):254-262.

[29]Rosenbaum M. A schedule for assessing self-control behaviors: Preliminary findings. *Behavior Therapy*, 1980, 11(1):109-121.

[30]Rude S S. Relative benefits of assertion or cognitive self-control treatment for depression as a function of proficiency in each domain. *Journal of Consulting and Clinical sychology*, 1986, 54(3): 390-394.

[31]Schunk DH, Zimmerman BJ. Influencing children's self-efficacy and self-regulation of reading and writing through modeling. *Reading & Writing Quarter1y*, 2007, 23 (1):725.

[32]Schuurmans H, Steverink N, Frieswijk N, et al. How to measure self-management abilities in older people by self-report. The development of the SMAS-30. *Quality of Life Research*, 2005,14(10): 2215-2228.

[33]Siu AM, Chan CC, Poon PK, et al. Evaluation of the chronic disease self-management program in a Chinese population. *Patient Educ Couns*, 2007, 65(1) :4250.

[34]Skinner CH, Smith ES. Issues surrounding the use of self-management interventions for increasing academic performance. *School Psychology Review*, 1992, 21(2):202.

[35]Suk-Hyang L, Simpson RL, Shogren KA. Effects and implications of self-management for students with autism: A meta-analysis. *Focus on Autism & Other Developmental Disabilities*, 2007, 22(1):2-13.

[36]Swerissen H, Belfrage J, Weeks A, et a1. A randomized trial of a self-management program for people with a chronic illness from Vietnamese, Chinese, Italian and Greek backgrounds. *Patient Educ Couns*, 2006, 64(3): 360-368.

[37]Williams RL, Moore CA, Pettibone TJ, et al. Construction and validation of a brief self-report scale of self-management practices. *Journal of Research in Personality*, 1992, 26(3): 216-234.

[38]Zimmerman BJ. Self-regulating academic learning and achievement: The emergence of a social cognitive perspective. *Educational Psychology Review*, 1990, 2(2):173-201.

二、中文文献

[1]陈永进,陈和平,魏昌武．青少年自我管理问卷的初步编制[J]. 中国临床心理学杂志,2008, 16(3): 272-273.

[2]陈志远,张志浩,车审言．规范的大容量肺灌洗术治疗尘肺病[J]. 中华医学杂志,2005,85(40): 54-56.

[3]戴伟荣．硅肺肺灌洗治疗对肺功能的影响分析[J]. 实用预防医学,2011, 18(6): 1099-1100.

[4]傅东波,丁永明,傅华．上海慢性病自我管理项目实施效果的评价[J]. 中国公共卫生, 2003, 19(2):223-225.

[5]贺小格．大学生自我管理量表编制[D]. 湖南师范大学,2004.

[6]黄坚芳,林锦芬．住院尘肺病人的心理分析与护理对策[J]. 医学文选,2006, 2s(3):482-483.

[7]黄坚芳．健康教育在尘肺住院病人中的应用与体会[J]. 职业与健康,2005, 21(7): 1001-1002.

[8]黄进,陈凤琼,张华东．煤工尘肺伴并发症患者生命质量的影响因素研

究[J]. 中国工业医学杂志,2011，24(2)：127-129.

[9]黄永清,刘隽,陈俊辉．中西药联合治疗尘肺患者的疗效观察[J]. 中国实用医药,2013,8(1)：160-162.

[10]李洪美．尘肺的护理研究[J]. 中国医学创新,2010，7(2)：121-122.

[11]李金华,李洪莹．尘肺并发肺心病患者的家庭护理[J]. 工业卫生与职业病,2004,30(4)：244-245.

[12]梁玉民．糖尿病患者自我管理能力调查分析[J]. 现代预防医学,2007,34(8):1556-1557.

[13]刘鹏飞,王宜芝,孙玉梅．腹膜透析患者自我管理行为与自我效能的相关性分析[J]. 中华护理杂志，2006,41(7)：615.

[14]刘萍,张晓旭,陈谦．高血压患者自我管理状况调查分析[J]. 实用医院临床杂志,2008,5(2)：90.

[15]卢雪梅,叶绍色．无创正压通气康复治疗尘肺患者的观察及护理[J]. 职业与健康,2011，27(2):238-240.

[16]罗世香．护理干预对维持性血液透析患者自我管理行为影响的研究[D]. 中国医科大学,2007.

[17]闫秋丽,刘璐,章一华．尘肺病人康复护理[J]. 职业与健康,2010，26(16)：1824-1825.

[18]佘燕朝．血透患者自我管理水平对其健康状况影响的研究[D]. 天津医科大学,2007.

[19]王爱平,冯茂玲．血液透析患者自我管理行为问卷的开发[J]. 中国卫生统计,2005,22(6):368-372.

[20]王翠玲,曹殿凤,李金华．综合肺康复护理对尘肺患者的影响[J]. 中国工业医学杂志,2010,23(5)：394-399.

[21]王益明,金瑜．自我管理研究述评[J]. 心理科学,2002,25(4)：453-464.

[22]王益明．自我管理心理品质的结构及测量研究[D]. 华东师范大学,2001.

[23]殷佩君,陈旦敏．尘肺患者的康复护理观察[J]. 上海预防医学杂志,2007,19(11)：567.

[24]张广平,闰书梅．大容量全肺灌洗术治疗尘肺病护理工作培训总结[J]. 中国疗养医学,2008,17(7)：448.

[25]张利峰．肾移植受者出院后的自我管理行为及其相关因素的研究[D]. 中山大学,2007.

[26]张晓艳,楚平华,魏贵明．癫痫患者自我效能与自我管理行为的相关

性研究[J].2008,8(1):5.

[27]朱建林.上海市关节炎自我管理项目的实施与评估[D].复旦大学,2006.

[28]庄桂敏.肾移植出院受者自我管理现状及影响因素的研究[D].福建医科大学,2007.